W0089423

Arzneimittel-profile

Wirkstoffbezogene Beratungsempfehlungen für die Pharmazeutische Betreuung

für die Kitteltasche

Joachim Framm

Martin Anschütz

Hartmut Derendorf

Dörte Hammersdorfer

Erika Heydel

Anke Mehrwald

Grit Schomacker

2. erweiterte und überarbeitete Auflage

Deutscher Apotheker Verlag Stuttgart 2001

Wichtiger Hinweis

Die Erkenntnisse in der Medizin und der Pharmazie unterliegen laufendem Wandel durch Forschung und Erfahrungen. Die Autoren haben große Sorgfalt darauf verwendet, dass die in diesem Werk gemachten Angaben, insbesondere hinsichtlich Anwendung, Dosierung und unerwünschten Wirkungen, dem derzeitigen Wissensstand entsprechen. Das entbindet den Benutzer des Werkes nicht von der Verpflichtung, anhand der Packungsbeilagen und Fachinformationen der Präparate zu überprüfen, ob die dort gemachten Angaben von denen in diesem Buch abweichen und seine Empfehlungen in eigener Verantwortung zu treffen.

Die Deutsche Bibliothek – CIP-Einheitsaufnahme

Arzneimittelprofile für die Kitteltasche : Wirkstoffbezogene Beratungsempfehlungen für die pharmazeutische Betreuung / Joachim Framm … – 2., erw. und überarb. Aufl. – Stuttgart : Dt. Apotheker-Verl., 2001 ISBN 3-7692-2786-7

© 2001 Deutscher Apotheker Verlag, Birkenwaldstraße 44, 70191 Stuttgart Printed in Germany
Titelfoto: © Landesapothekerkammer Baden-Württemberg
Satz: Dörr + Schiller GmbH, Stuttgart
Druck: Hofmann, Schorndorf – ND
Umschlaggestaltung: Atelier Schäfer, Esslingen

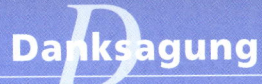

Wir danken den Apothekerinnen und Apothekern

Herrn Dr. M. Schulz, und Frau Dr. Ch. Eickhoff, Zentrum für Arzneimittelinformation und Pharmazeutische Praxis der ABDA, Eschborn,

Herrn Dr. K. Diers, Apothekerkammer Niedersachsen, Hannover,

Herrn G. Carstens, Frau S. Baltrusch, Frau Th. Mehrtens, Frau S. Rau und Frau A. Ruwe-Wilken, Krankenhausapotheke der Henriettenstiftung, Hannover,

für ihre fördernde Kritik bei der Erarbeitung der Texte.

Wir danken Frau Ulrike Brosius für ihre Hilfe bei der Erstellung der Texte.

Wir danken dem Deutschen Apotheker Verlag für die Unterstützung und die engagierte und konstruktive Zusammenarbeit.

Die Autoren

Anschriften der Verfasser:

Dr. Joachim Framm,
Hirsch-Apotheke,
Am Markt 29,
23966 Wismar

Dr. med. Martin Anschütz,
Burg-Apotheke,
Rathausplatz 20,
37120 Bovenden

Prof. Dr. Hartmut Derendorf,
Department of Pharmaceutics,
College of Pharmacy, University of Florida,
Box J–494,
32610 Gainesville,
Florida, USA

Dipl. Pharm. Dörte Hammersdorfer,
Altwismarstr. 8,
23966 Wismar

PhR Dr. Erika Heydel,
Zentralapotheke der Universität Rostock,
E.-Heydemann-Str. 7,
18057 Rostock

Dipl. Pharm. Anke Mehrwald,
Neptun-Apotheke,
Ahlbeckerstr. 7,
18107 Rostock

Apothekerin Grit Schomacker,
Neptunring 4,
23968 Wismar

Inhalt

1 Vorbemerkungen   9

2 Erläuterungen und Hinweise   11

– Aufbau der Arzneimittelprofile   11

– Piktogramme   13

– Zeichenerklärung bei den Wechselwirkungen   15

– Wichtiger Hinweis   16

3 Abkürzungen   17

4 Arzneimittelprofile   21

5 Literatur   293

Mit den vorliegenden „Arzneimittelprofilen" sollen der Apothekerin/dem Apotheker wirkstoffbezogene Empfehlungen für die Patientenberatung zur Verfügung gestellt werden.

Die Anregungen dafür gehen auf den tschechischen Autor V. Smečka zurück, der auch gemeinsam mit O. Neuwirth die verwendeten Arzneimittel-Piktogramme vorgeschlagen hat.

Die Rostocker Piktogrammkarten (H. Feldmeier et al. 1979) und das „Taschenbuch Arzneimittelsicherheit" (E. Heydel et al. 1983) sind zwei weitere Quellen, denen sich die Autoren besonders verpflichtet fühlen. Im Übrigen wurden die Details zu den einzelnen Wirkstoffen vornehmlich den Firmenmitteilungen, der „Roten Liste" sowie den zur Verfügung stehenden Fachbüchern (s. Literaturverzeichnis) entnommen.

Die Autoren haben sich bei der Auswahl der Informationen von ihrer Erfahrung leiten lassen und in dem Wunsch, ein jederzeit handliches Material zu schaffen, diejenigen Inhalte verwendet, die für die unmittelbare pharmazeutische Beratung des Patienten von Bedeutung erscheinen.

Diese – subjektive – Auswahl wirft einige Probleme auf, weil sie nicht allen Erfahrungen und Datensammlungen anderer Apotheker entspricht. Auch die patientengerechte Interpretation solcher Informationen – vor allem zu den Nebenwirkungen – kann schwierig sein.

Auf jeden Fall gehören die „Arzneimittelprofile" in die Hand des Apothekers, der es versteht, die ausgewählten Inhalte in geeigneter Weise zu nutzen und dabei die Vielfalt der Situationen berücksichtigt. Es muss ferner betont werden, dass die „Arzneimittelprofile" für die **Patienteninformation** bestimmt sind. Für die Information gegenüber dem Arzt bzw. für die Erstellung eines therapeutischen Planes durch Arzt oder Apotheker ist die vorliegende Erarbeitung wegen der Abstraktion bei den Dosierungen, Kontraindikationen, Nebenwirkungen und Wechselwirkungen nicht ausreichend geeignet.

In die 2. Auflage wurden zusätzlich 45 neue Wirkstoffe aufgenommen. Es wurde für alle 270 Wirkstoffe der Stand der Arzneimittelinformationen bis zum 15. 3. 2000 berücksichtigt.

Die Autoren wollen künftig neue Erkenntnisse sowie notwendige Korrekturen unter der Internet-Adresse des Deutschen Apotheker Verlages: **www.Deutscher-Apotheker-Verlag.de/Arzneimittelprofile** bereithalten.

Unter der gleichen Adresse sollen ab Januar 2001 fortlaufend neue Wirkstoffe – nach den gleichen Prinzipien bearbeitet – zur Verfügung gestellt werden.

Abschließend wird noch einmal darauf hingewiesen, dass die Beratungsprofile eine Auswahl der Arzneimittelinformationen darstellen und sowohl unvollständig als auch mit anderen Fehlern behaftet sein können. Vollständige Angaben zu den jeweiligen Präparaten sind den Gebrauchsinformationen für Fachkreise zu entnehmen.

Wismar   November 2000

Aufbau der Arzneimittelprofile

A. Anwendung.

D. Dosierung. Die Mengenangaben beziehen sich auf erwachsene, normalgewichtige Personen und – falls nicht anders erwähnt – auf die orale Anwendung. Wenn es für den jeweiligen Wirkstoff keine eindeutigen, allgemeinen Dosierungsangaben gibt, sondern anstelle derartiger Angaben eine Vielzahl von Empfehlungen für unterschiedliche Beschwerdebilder, werden diese wegen der angestrebten Übersichtlichkeit des Materials nicht aufgenommen.
Bei der Prüfung der Dosierung ist darauf zu achten, dass die Arzneimittelhersteller z. T. (unterschiedliche) Salze der Wirkstoffe einsetzen. Um Fehlinterpretationen zu begegnen, ist bei einer Vielzahl von Arzneimittelprofilen die Dosierung mit der Angabe des Salzbildners angegeben.

H. Hinweise zum Umgang mit dem Arzneimittel.

KI. Kontraindikationen. **Bei verschreibungspflichtigen Arzneimitteln werden – da der Arzt die Risiken bereits einmal überdacht hat – nur Grundkrankheiten bzw. solche Kontraindikationen erwähnt, die aus der Sicht der Autoren für die Patientenberatung des Apothekers von Bedeutung sein können.** Vollständige

11

Angaben zu den Kontraindikationen finden sich in den Gebrauchsinformationen für Fachkreise.

NW. Nebenwirkungen. Es werden solche Nebenwirkungen aufgeführt, die der Selbstbeobachtung zugänglich sind und zugleich häufig (über 10%) oder gelegentlich (1–10%) auftreten bzw. seltene (unter 1%), die der Selbstbeobachtung zugänglich und zugleich von besonderer Bedeutung sind (z. B. zu Therapieabbruch führen müssen). Vollständige Angaben zu den Nebenwirkungen finden sich in den Gebrauchsinformationen für Fachkreise.

WW. Wechselwirkungen. **Es werden lediglich diejenigen Wechselwirkungen aufgeführt, die aus der Sicht der Autoren von besonderer Bedeutung sein können.** Vollständige Angaben zu den Wechselwirkungen finden sich in den Gebrauchsinformationen für Fachkreise.

Piktogramme

 Das Arzneimittel ist mit reichlich Flüssigkeit (einem Glas Wasser) einzunehmen.

 Das Arzneimittel ist 1/2 – 1 h vor oder zwischen den Hauptmahlzeiten einzunehmen. Diese Angaben gelten nicht absolut. Bei bestimmten galenischen Zubereitungen kann sich der food effect anders darstellen.

 Das Arzneimittel ist zu oder unmittelbar nach einer Hauptmahlzeit einzunehmen. Diese Angaben gelten nicht absolut. Bei bestimmten galenischen Zubereitungen kann sich der food effect anders darstellen.

 Das verordnete Dosierungsintervall ist einzuhalten.

 Nicht anwenden in Schwangerschaft und Stillzeit.

 Nicht anwenden im 1. Drittel der Schwangerschaft und in der Stillzeit.

 Nicht anwenden im 3. Drittel der Schwangerschaft und in der Stillzeit.

 Nicht anwenden im 1. und 3. Drittel der Schwangerschaft und in der Stillzeit.

Nicht anwenden im 2. und 3. Drittel der Schwangerschaft und in der Stillzeit.

 Alkoholhaltige Getränke können die Wirksamkeit des Arzneimittels beeinträchtigen oder zu Unverträglichkeiten führen.

 Sonnenlicht bzw. UV-Strahlung sind zu meiden.

 Die Fähigkeit zum Führen von Kraftfahrzeugen oder zum Bedienen von Maschinen kann beeinträchtigt werden.

Zeichenerklärung bei den Wechselwirkungen

↑ bedeutet eine Wirkungsverstärkung bzw. eine Erhöhung bestimmter Parameter (z. B. Resorption, Ausscheidung, Toxizität)

↓ bedeutet eine Wirkungsverminderung bzw. eine Verringerung bestimmter Parameter (z. B. Resorption, Ausscheidung, Toxizität)

Kommt es zu einer Wechselwirkung zwischen dem Arzneistoff X, für den das Beratungsprofil erstellt wird (z. B. Nifedipin), und einem zweiten Wirkstoff (Stoff Y), so wird eine Wirkungsverstärkung bzw. -verminderung von Y wie folgt gekennzeichnet:

z. B. **Beratungsprofil für Nifedipin**

WW. Y.↑ bzw. Y.↓

Kommt es zu einer Wechselwirkung zwischen dem Arzneistoff X, für den das Beratungsprofil erstellt wird (z. B. Nifedipin), und einem zweiten Wirkstoff (Stoff Y), so wird eine Wirkungsverstärkung bzw. -verminderung von X (im Beispiel Nifedipin) wie folgt gekennzeichnet:

z. B. **Beratungsprofil für Nifedipin**

WW. Y. (N.↑ bzw. N.↓)

Wichtiger Hinweis für die Differenzierung der Informationen

Die blau gedruckten Informationen sollten der Patientin/dem Patienten insbesondere bei Erstanwendung des Arzneimittels vermittelt werden bzw. Bestandteil der Beratung sein.

Die schwarz gedruckten Informationen sollen dem Apotheker im Sinne einer besonderen Aufmerksamkeit oder Kontrolle bei seinen Patientengesprächen von Nutzen sein.

Abkürzungen

A.	Anwendung
Aer.	Aerosole
allerg.	allergisch
allgem.	allgemein
AM	Arzneimittel
Ant.	Antagonist
ärztl.	ärztlich
AS	Augensalbe
AT	Augentropfen
b.	bei
bes.	besonders
Beschw.	Beschwerden
BPH	benigne Prostatahyperplasie
BTA	Brausetabletten
Btl.	Beutel
Cr.	Creme
chron.	chronisch
d	Tag
D.	Dosierung
DA	Dosieraerosol
Dos.	Dosis
Drg.	Dragees
ED	Einzeldosis
Erkr.	Erkrankungen
Erw.	Erwachsene
Flk.	Flüssigkeit
FTA	Filmtabletten

Funkt.	Funktion
(g)	gelegentlich (1–10%)
ggf.	gegebenenfalls
(h)	häufig (> 10%)
h	Stunde
H.	Hinweise
H/K-Erkr.	Herz-/Kreislauferkrankungen
HWZ	Halbwertszeit
Inh.	Inhalate
INR	International Normalized Ratio
i.v.	intravenös
J.	Jahr/Jahre
Jgl.	Jugendliche
Kdr.	Kinder
KG	Körpergewicht
KH	Kohlenhydrate
KHK	Koronare Herzkrankheit
KI.	Kontraindikationen
Kkdr.	Kleinkinder
Komb.	Kombination
Konz.	Konzentration
Kps.	Kapsel
L/N-	Leber-/Nieren-
Lot.	Lotio
Lsg.	Lösung
M	Morbus
MAO	Monoaminooxidase
max.	maximal

M/D-	Magen-/Darm-
mech.	mechanisch
mg	Milligramm
mgl.	möglich
min	Minute
Mon.	Monate
niedermolekul.	niedermolekular
NS	Nasenspray
NSAR	Nichtsteroidale Antirheumatika
NT	Nasentropfen
NW.	Nebenwirkungen
o.	oder
Pat.	Patient
Präp.	Präparate
PSA	Prostata-spezifisches Antigen
Reakt.	Reaktionen
REK	Retardkapsel
rel.	relativ
Resorpt.	Resorption
respirator.	respiratorisch
RTA	Retardtablette
s.	siehe
(s)	selten (< 1 %)
s. c.	subcutan
Sgl.	Säuglinge
(ss)	sehr selten (< 0,1 %)
Stör.	Störung
Supp.	Zäpfchen
Susp.	Suspension
syst.	systemisch
systol.	systolisch

Tbl.	Tabletten
TD	Tagesdosis
tgl.	täglich
Th.	Therapie
TMD	Tagesmaximaldosis
Tox./tox.	Toxizität/toxisch
Tr.	Tropfen
tricycl.	tricyclische
TTS	Transdermales Therapeutisches System
u.	und
u.w.	und weitere
Vag.-	Vaginal-
vgl.	vergleiche
W.	Wirkung
Wdh.	Wiederholung
Wo.	Woche
WW.	Wechselwirkungen
ZNS	Zentralnervensystem

Arzneimittelprofile

ACAMPROSAT

Alkoholentwöhnungsmittel

A. Unmittelbar nach der Entgiftung
Regelmäßige Einnahme, auch im Falle eines
Rezidivs

D. **Pat. < 60 kg KG:** 1332 mg/d (morgens 666 mg,
mittags 333 u. abends 333 mg)
Pat. > 60 kg KG: 1998 mg/d, verteilt auf 3 ED;
Berechnet als Acamprosat-Calcium
Empfohlene Behandlungsdauer 1 Jahr

H. Alkohol in jeglicher Form meiden! Verkürzung
der Behandlungsdauer u./o. Verminderung der
TD nur nach Rücksprache mit dem Arzt
Acamprosat ist nicht zur Behandlung von
Symptomen des Alkoholentzugs geeignet.
Sorgfältige Überwachung bei Nierenstein-
anamnese

KI. Kdr., Pat. > 65 J.; schwere Leberfunktionsstör.,
Niereninsuffizienz

NW. M/D-Beschw. (g), Juckreiz (g), Stör. der sexuel-
len Erregbarkeit (g)

Diese Angaben sind nicht vollständig – beachten Sie bitte die
Erläuterungen und Hinweise in Kapitel 2, S. 11 bis 16.

ACARBOSE

Orales Antidiabetikum, Glukosidasehemmer

A. Regelmäßige Einnahme, mit dem ersten Bissen der Mahlzeit

D. Einschleichend, z. B. 1–2 × tgl. 50 mg, dann Dosis erhöhen auf allgem. 3 × tgl. 100 mg, max. 3 × tgl. 200 mg

H. Vorgeschriebene Diät einhalten; blähende Speisen meiden (NW.↑); bei Unterzuckerung unbedingt Traubenzucker – nicht Haushaltszucker (Saccharose) – zu sich nehmen

KI. Kdr. u. Jgl.; schwere Nierenfunktionsstör.

NW. Blähungen (h), Durchfall u. Bauchschmerzen (h)

WW. Haushaltszucker (Saccharose) steigert Darmbeschw. (Durchfall); Antacida u. Verdauungsenzyme u. Colestyramin (Ac.↓); Komb. mit Orlistat nicht empfohlen, da Mangel an Daten

Diese Angaben sind nicht vollständig – beachten Sie bitte die Erläuterungen und Hinweise in Kapitel 2, S. 11 bis 16.

ACEMETACIN

NSAR

D. 1–3 × tgl. 30–60 mg

H. Bei starken Schmerzen bes. im Oberbauch und/
oder Schwarzfärbung des Stuhls sofort Arzt aufsuchen

KI. Kdr. < 14 J.; M/D-Ulcera

NW. Kopfschmerzen (20–60 %), M/D-Beschw.
(20–25 %), Benommenheit (g), Schwindel

WW. Weitere NSAR (NW.↑), orale Antikoagulan-
zien↑, Methotrexat (Tox.↑), Ciclosporin (Nephrotox.↑), Lithium↑, Glucocorticoide (Risiko
M/D-Blutung↑), Diuretika u. Antihypertonika
(Blutdruck↑), kaliumsparende Diuretika u.
ACE-Hemmer↓ (Hyperkaliämie↑), Sulfonyl-
harnstoff-Antidiabetika↑

Diese Angaben sind nicht vollständig – beachten Sie bitte die
Erläuterungen und Hinweise in Kapitel 2, S. 11 bis 16.

ACETYLCYSTEIN

Mukolytikum

D. 3 × tgl. 200 mg oder 1 × tgl. 600 mg (tagsüber) in der Selbstmedikation bei Erkältungshusten

H. Ohne reichliche Flüssigkeitszufuhr keine expektorierende Wirkung (ca. 2 l/d); orale Antibiotika zur Sicherheit im Abstand von 2 h einnehmen – s. WW.
Vorsicht bei Komb. mit Antitussiva – Gefahr des Sekretstaus
In der Selbstmedikation zur Akutbehandlung zugelassen

KI. Im ambulanten Bereich Sgl. u. Kdr. < 1 J.

WW. Bei gleichzeitiger oraler Gabe kann ACC Penicilline, Cefalosporine u. Tetracycline (außer Doxycyclin) inaktivieren, daher ist prinzipiell ein Abstand von 2 h sinnvoll, bes. bei Ampicillin, Cefaclor, Cefadroxil, Cefixim u. Cefalexin; Glyceroltrinitrat↑

Diese Angaben sind nicht vollständig – beachten Sie bitte die Erläuterungen und Hinweise in Kapitel 2, S. 11 bis 16.

β-ACETYLDIGOXIN

Herzglykosid

A. In der Erhaltungstherapie regelmäßig und zu den gleichen Tageszeiten einnehmen

D. **Mittelschnelle Aufsättigung:** 2 Tage 0,4–0,6 mg/d
Erhaltungsdosis: 0,2–0,3 mg/d; sorgfältige Dosisüberwachung in d. Schwangerschaft

H. Ärztliche Dosierung einhalten, geringe therapeutische Breite

KI. Vorsicht bei fortgeschrittener Nierenfunktionsstör.

NW. Arrhythmien, Brechreiz, Kopfschmerzen u. Stör. d. Farbsehens (Gelb/Grün-Bereich) sind Zeichen einer Überdosierung (beobachtet bei 5–10% d. Patienten, bes. > 70 J., obgleich die Wirkstoffkonzentration im Serum im therapeutischen Bereich liegt)

WW. Laxanzien (Anthranoide, Bisacodyl, Natriumpicosulfat) erhöhen die Glykosidempfindlichkeit durch Hypokaliämie; Amiodaron (β-Ac.↑), Propafenon (β-Ac.↑), Calciumantagonisten vom Nifedipin- o. Verapamiltyp (β-Ac.↑), Thiazid- u. Schleifendiuretika (β-Ac.-Tox.↑), Colestyramin (β-Ac.↓); keine i.v.-Gabe von Calciumpräp.

Diese Angaben sind nicht vollständig – beachten Sie bitte die Erläuterungen und Hinweise in Kapitel 2, S. 11 bis 16.

ACETYLSALICYLSÄURE

Analgetikum, Antipyretikum, Thrombozytenaggregations-hemmer

A. Nicht auf nüchternen Magen einnehmen

D. **Als Analgetikum/Antipyretikum:** ED: 500–1000 mg, TD: falls erforderlich bis 3000 mg
Zur Thrombozytenaggregationshemmung: 30–300 mg/d

H. Bei starken Schmerzen bes. im Oberbauch u./o. Schwarzfärbung des Stuhls sofort den Arzt auf-suchen

KI. M/D-Ulcera, hämorrhagische Diathese, schwere L/N-Funktionsstör., Asthma, Kdr. u. Jgl. mit fie-berhaften Infekten (cave Reye-Syndrom)

NW. M/D-Beschw. (h)

WW. Antikoagulanzien↑ u. NSAR u. Corticosteroide (Blutungsneigung↑); bei Ac.-Dosen > 1,5 g/d: Sulfonylharnstoff-Antidiabetika↑ u. Insulin↑; Schleifendiuretika↓, ACE-Hemmer↓, Metho-trexat (Tox.↑)

Diese Angaben sind nicht vollständig – beachten Sie bitte die Erläuterungen und Hinweise in Kapitel 2, S. 11 bis 16.

ACICLOVIR

Virustatikum (syst. Therapie)

A. Regelmäßig, auch nachts, einnehmen

D. **Herpes-simplex-Infektionen d. Haut/Schleim-haut** (z. B. Herpes genitalis): 5 × tgl. 200 mg (5 d o. länger)
Herpes zoster: 5 × tgl. 800 mg (5–7 d)

KI. Vorsicht bei Nierenfunktionsstör.

NW. Abgeschlagenheit, Kopfschmerz, Übelkeit, Durchfall

Diese Angaben sind nicht vollständig – beachten Sie bitte die Erläuterungen und Hinweise in Kapitel 2, S. 11 bis 16.

ACICLOVIR

Virustatikum (Anwendung am Auge)

A. Während d. Behandlung auf Tragen von Kontaktlinsen verzichten

D. 5 × tgl. einen 1 cm langen Salbenstrang in d. unteren Bindehautsack einbringen – nach Abheilung Therapie für weitere 3 d fortführen

NW. Augenreizung u. Brennen, Sehstörung durch Lichtbrechung d. fetthaltigen Salbe

Diese Angaben sind nicht vollständig – beachten Sie bitte die Erläuterungen und Hinweise in Kapitel 2, S. 11 bis 16.

AESCIN

In Rosskastaniensamen-Extrakt
Antiphlogistikum, Venenmittel

D. **Oral:** 60–150 mg/d, verteilt auf 2–3 ED

NW. M/D-Beschw. (s)

ALENDRONSÄURE

Osteoporosetherapeutikum, Osteolyse-Hemmstoff, Bisphosphonat

A. Morgens nüchtern nach dem Aufstehen mit 1 Glas Wasser (kein Mineralwasser) mind. 30 min vor dem ersten Essen o. Trinken einnehmen; Tbl. nicht kauen o. lutschen u. nicht vor dem Schlafengehen einnehmen; Langzeittherapie

D. 1 × tgl. 10 mg

H. Nicht innerhalb von 30 min nach Einnahme u. nicht ohne Nahrungsaufnahme wieder hinlegen (Vermeidung mgl. Reizungen der Speiseröhre); bei Schluckbeschw., neu auftretendem Sodbrennen o. Schmerzen hinter d. Brustbein Arzt aufsuchen; ausreichende Versorgung mit Calcium (1000 mg/d) u. Vitamin D (1000 I.E./d) erforderlich

KI. Kdr.; Hypocalcämie, Erkr. d. Ösophagus, schwere M/D-Stör., schwere Nierenfunktionsstör.

NW. (g): Ösophagitis, Ösophaguserosionen u. -ulcera (ggf. mit Brustschmerzen, Sodbrennen, Dysphagie), oropharyngeale Ulcerationen, Kopfschmerzen, Muskelschmerzen, M/D-Beschw.

WW. Antacida, Calcium, auch Milch- u. Milchprodukte (Resorpt. v. Ale.↓) – 2 h Abstand halten

Diese Angaben sind nicht vollständig – beachten Sie bitte die Erläuterungen und Hinweise in Kapitel 2, S. 11 bis 16.

ALFUZOSIN

Prostatatherapeutikum, α_1-Rezeptorenblocker

A. Bei Neueinstellung erste Dosis vor dem Schlafengehen; regelmäßige Einnahme

D. 3 × tgl. 2,5 mg; max. 4 × tgl. 2,5 mg o. 2 × tgl. (morgens u. abends) 5 mg (Retard)
Männer > 65 J. u. antihypertensiv behandelte Männer: initial 2 × tgl. (morgens u. abends) 2,5 mg o. 1 × tgl. (abends) 5 mg (Retard), Steigerung nach ärztlicher Verordnung auf 4 × tgl. 2,5 mg o. 2 × tgl. (morgens u. abends) 5mg (Retard)
Berechnet als Alfuzosin-HCl

H. Nicht ohne ärztlichen Rat absetzen; bei ausbleibender W. innerhalb 2–4 Wo. nach Behandlungsbeginn o. erneuter Verschlechterung Arzt aufsuchen

KI. Bekannte orthostatische Dysregulation, schwere Leberfunktionsstör., Komb. mit anderen α-Rezeptorenblockern

NW. (g): Schwindel, Kopfschmerzen, Ödeme, M/D-Beschw., Juckreiz; bei ausgeprägten orthostatischen Beschw. o. Verschlimmerung einer Angina pectoris sofort Arzt informieren

WW. α-Blocker u. weitere Blutdruck senkende AM (verstärkter Blutdruckabfall mgl.)

Diese Angaben sind nicht vollständig – beachten Sie bitte die Erläuterungen und Hinweise in Kapitel 2, S. 11 bis 16.

ALLOPURINOL

Gichtmittel, Urikostatikum

A. Regelmäßige Einnahme

D. 100–300 mg/d

H. Meiden von Innereien, Hülsenfrüchten, geräuchertem Fisch o. gebratenem Fleisch (max. 150 g gekochtes Fleisch/d); Gewicht normalisieren, auf ausreichende körperliche Bewegung achten, viel trinken (bei Harnsäuresteinen: Ausscheidung von mind. 2 l Urin/d)

Kl. **Arzneiformen zu 300 mg:** Kdr. u. Jgl.; cave eingeschränkte Nierenfunktion

NW. **In der Einstellungsphase:** Gichtanfälle mgl. (da Auflösung v. Harnsäureablagerungen); M/D-Beschw. (g); bei Hautreakt. AM absetzen und Arzt aufsuchen; bei Schwindel (s) – Fahrtauglichkeit beachten

WW. Azathioprin↑, Mercaptopurin↑, orale Antikoagulanzien↑, Theophyllin↑, ACE-Hemmer (Leukopenierisiko↑), Clozapin (Hämatotox.↑)

Diese Angaben sind nicht vollständig – beachten Sie bitte die Erläuterungen und Hinweise in Kapitel 2, S. 11 bis 16.

ALMASILAT

Antacidum

A. 1–2 h nach den Mahlzeiten u. vor dem Schlafengehen; Tbl. fein zerkauen, Susp. unverdünnt
anwenden u. vor Gebrauch schütteln

H. Nicht mit säurehaltigen Getränken, z. B. Obstsäften o. Wein, einnehmen (Aluminium-Aufnahme aus d. Darm↑); Meiden von reizenden,
blähenden o. die Obstipation fördernden Speisen, Kaffee, Nicotin u. Stress; Suspension vor
Frost geschützt aufbewahren

KI. Nierenfunktionsstör., Dialysepatienten

NW. Obstipation

WW. Eisenpräp.↓, Gyrasehemmer↓ (z. B. Ofloxacin
u. Ciprofloxacin), Tetracycline↓; grundsätzlich
bei d. Einnahme von weiteren AM 2 h Abstand
halten

Diese Angaben sind nicht vollständig – beachten Sie bitte die
Erläuterungen und Hinweise in Kapitel 2, S. 11 bis 16.

ALUMINIUM-/MAGNESIUM-HYDROXID

Antacidum

A. 1–2 h nach d. Mahlzeiten u. vor dem Schlafengehen; Tbl. gründlich kauen o. lutschen, Susp. unverdünnt anwenden u. vor Gebrauch schütteln

H. Nicht mit säurehaltigen Getränken, z. B. Obstsäften o. Wein, einnehmen (Aluminium-Aufnahme aus d. Darm↑); Meiden von reizenden, blähenden o. die Obstipation fördernden Speisen, Kaffee, Nicotin u. Stress; Suspension vor Frost geschützt aufbewahren

KI. Nierenfunktionsstör., Dialysepatienten

WW. Eisenpräp.↓, Gyrasehemmer↓ (z. B. Ofloxacin u. Ciprofloxacin), Tetracycline↓; grundsätzlich bei d. Einnahme von weiteren AM 2 h Abstand halten

Diese Angaben sind nicht vollständig – beachten Sie bitte die Erläuterungen und Hinweise in Kapitel 2, S. 11 bis 16.

AMANTADIN

Parkinsonmittel, Virustatikum

A.   Bei Einnahme nach 16 Uhr Einschlafstör. mgl.

D.   **Als Parkinsonmittel:** initial 100–200 mg/d,
Steigerung bis max. 600 mg/d
Als Virustatikum gegen Influenza-A-Virus:
2 × tgl. 100 mg, möglichst vor oder sofort nach
Exposition
Berechnet als Amantadinsulfat

H.   Als Parkinsonmittel nicht ohne ärztl. Rat absetzen

KI.   L/N-Funktionsstör., Verwirrtheitszustände, Psychosen, Epilepsie, Engwinkelglaukom, Blasenentleerungsstör.

NW.   M/D-Beschw. (g), zentralnervöse Übererregbarkeit (z. B. Angstzustände, Schlafstör.)

WW.   Alkohol (Alkoholtoleranz↓), Sympathomimetika (zentrale W.↑)

Diese Angaben sind nicht vollständig – beachten Sie bitte die
Erläuterungen und Hinweise in Kapitel 2, S. 11 bis 16.

AMBROXOL

Mukolytikum

D. **Oral:** 3 × tgl. 30 mg oder 1 × tgl. 75 mg (Retard)
Rektal (Kdr. >5 J.): 2–3 × tgl. 15 mg
Berechnet als Ambroxol-HCl

H. Ohne reichliche Flüssigkeitszufuhr keine
expektorierende W. (ca. 2 l/Tag); Vorsicht bei
Komb. mit Antitussiva – Gefahr des Sekretstaus

Diese Angaben sind nicht vollständig – beachten Sie bitte die
Erläuterungen und Hinweise in Kapitel 2, S. 11 bis 16.

AMITRIPTYLIN

Tricyclisches Antidepressivum

D. Ein- und ausschleichende D. erforderlich; ambulant bis 150 mg/d Amitriptylin-HCl

H. Eintritt der sedierenden W. u. der anticholinergen NW. nach wenigen Tagen, Eintritt der stimmungsaufhellenden W. nach 1–3 Wo.

KI. Erregungsleitungsstör. am Herzen, Komb. mit irreversiblem MAO-Hemmer Tranylcypromin (14 d Behandlungspause), akute Intoxikationen mit zentraldämpfenden AM u. Alkohol, akute Delirien, Engwinkelglaukom

NW. Müdigkeit, Obstipation, Mundtrockenheit, Akkommodationsstör., Blasenentleerungsstör., Herzrhythmusstör.

WW. Alkohol↑ (Amitript.↑), zentraldämpfende AM↑, Sympathomimetika↑, Johanniskraut (Amitript.↓); Clonidin↓, Anticholinergika↑; β-Blocker u. Calciumantagonisten u. Nitrate (verstärkte Blutdrucksenkung); Herzglykoside u. Antiarrhythmika (Gefahr von Rhythmusstör.↑); irreversibler MAO-Hemmer Tranylcypromin (schwere NW.)

Diese Angaben sind nicht vollständig – beachten Sie bitte die Erläuterungen und Hinweise in Kapitel 2, S. 11 bis 16.

AMLODIPIN

Calciumantagonist

A. Regelmäßige Einnahme

D. 1 × tgl. 5–10 mg

H. Nicht ohne ärztlichen Rat absetzen, nicht mit Grapefruitsaft einnehmen

KI. Kdr.; akuter Herzinfarkt innerhalb der ersten 4 Wo., instabile Angina pectoris, schwere Leberfunktionsstör.

NW. Periphere Ödeme (h), Flush (g), Erythem (g), Kopfschmerzen (g), Tachykardie (g), anfängliche Verschlechterung einer Angina pectoris mgl.

WW. Tricyclische Antidepressiva u. Antihypertonika, z. B. β-Blocker, weitere Calciumantagonisten u. Nitropräp. u. Molsidomin (verstärkte Blutdrucksenkung)

Diese Angaben sind nicht vollständig – beachten Sie bitte die Erläuterungen und Hinweise in Kapitel 2, S. 11 bis 16.

AMOXICILLIN

Antibiotikum, Breitbandpenicillin

A. Regelmäßige Einnahme, möglichst alle 8 h
Magenempfindliche Patienten können Amoxicillin
während oder nach der Mahlzeit einnehmen

D. 3 × tgl. 750–1500 mg, 7 (–10) Tage
Kdr. < 6 J.: 40–100 mg/kg KG/d in 2–4 ED

H. Therapie nicht vorzeitig abbrechen; Susp. ist begrenzt
haltbar u. vor Gebrauch zu schütteln

KI. Bekannte Penicillin-Allergie, mögliche Kreuzallergie
mit β-Lactamantibiotika (z. B. Cefalosporinen) beachten

NW. Allerg. Reakt. (g) (Exanthem bis Schock) können
sofort bei Therapiebeginn u. innerhalb von Tagen bis
Wochen während o. nach der Therapie auftreten; bei
ersten Anzeichen (meist Hautrötung u. Nesselausschlag gefolgt von Fieber u. Atemnot) Therapie unterbrechen u. sofort Arzt aufsuchen; nach 8–14-tägiger
A. kommt es bei 5–20 % der Pat. zu fleckigem, masern-
ähnlichem Ausschlag. Dieser Ausschlag hat nichts mit
einer Penicillinallergie zu tun! M/D-Beschw. (g), bei
lang anhaltenden, schweren Durchfällen Arzt aufsuchen; Geschmacksveränderungen vorübergehend

WW. Orale Kontrazeptiva↓ (evtl. zusätzliche Verhütungsmittel anwenden); Tetracycline u. Makrolidantibiotika
u. Chloramphenicol u. Sulfonamide (antagonistischer
Effekt); Digoxin↑

Diese Angaben sind nicht vollständig – beachten Sie bitte die
Erläuterungen und Hinweise in Kapitel 2, S. 11 bis 16.

ATENOLOL

β-Rezeptorenblocker

A. Regelmäßige Einnahme

D. 25–100 mg/d , ein- und ausschleichende D. erforderlich

H. Nicht ohne ärztl. Rat absetzen! Diabetiker darauf hinweisen, dass die Frühwarnzeichen einer drohenden Unterzuckerung durch Atenolol maskiert werden können; Kontaktlinsenträger informieren, dass die Augen evtl. trockener werden

KI. Asthma, Hypotonie (RR systolisch < 90 mm Hg), Bradykardie (<50/min.), 48–72 h vor d. Geburtstermin

NW. In der Einstellungsphase: Müdigkeit (g), Schwindel (g), Kopfschmerzen (g), M/D-Beschw.; kalte Extremitäten, Verschlechterung der Blutfettwerte mgl.

WW. Insulin u. Sulfonylharnstoff-Antidiabetika u. Metformin (Hypoglykämierisiko↑); Antihypertonika↑, andere antiarrhythmisch wirkende AM (Reizleitungsstör. u. Minderung der Herzkraft)

Diese Angaben sind nicht vollständig – beachten Sie bitte die Erläuterungen und Hinweise in Kapitel 2, S. 11 bis 16.

ATORVASTATIN

Lipidsenker, Cholesterol-Synthese-Enzymhemmer

A. Zu jeder Tageszeit

D. **Initial:** 10 mg/d, Steigerung bis max. 80 mg/d, Dosisanpassung frühestens nach 4 Wo.

H. Nicht mit Grapefruitsaft einnehmen; langfristige, regelmäßige Einnahme sowie cholesterinarme Diät erforderlich; bei Muskelschmerzen u. Muskelschwäche Arzt aufsuchen; eine wirksame Empfängnisverhütung sollte bei der Behandlung von Frauen gewährleistet sein

KI. Leberfunktionsstör., Myopathie

NW. M/D-Beschw. (g), Obstipation (g), Kopfschmerzen (g), Schlaflosigkeit (g), Muskelschmerzen u. Muskelschwäche

WW. Immunsuppressiva (z. B. Ciclosporin) u. weitere Lipidsenker (z. B. Fibrate, Nicotinsäure) u. Makrolidantibiotika u. Antimykotika vom Azoltyp (z. B. Itraconazol) erhöhen das Myopathie-Risiko; Colestyramin u. Colestipol – 4 h Abstand halten

Diese Angaben sind nicht vollständig – beachten Sie bitte die Erläuterungen und Hinweise in Kapitel 2, S. 11 bis 16.

ATROPINSULFAT

Mydriatikum, Spasmolytikum, Anticholinergikum

D. **Oral:** Erw: bis zu 3 × tgl. 0,25–1 mg
Opht.: 1–3 × tgl. 0,5–1 %ige Zubereitung

H. Vorsicht bei Fieber, Vermeiden von Saunabesuchen o. heißen Bädern

KI. **Oral:** Engwinkelglaukom, Blasenentleerungsstör. mit Restharnbildung z. B. bei Prostataadenom, Tachyarrhythmie, Stenosen im M/D-Trakt
Opht.: Engwinkelglaukom

NW. Mundtrockenheit (h), Obstipation (h), Akkommodationsstör. (h), Blasenentleerungsstör. (h), Tachykardie (h); Wärmestau (g), gerötete u. trockene Haut (g), Sprachstör. (g), Unruhe (g), Erregungszustände (g)
Opht.: Akkommodationsstör., Glaukomauslösung (s)

WW. Antihistaminika u. Neuroleptika u. tri- u. tetracyclische Antidepressiva u. Chinidin u. Amantadin (Verstärkung d. anticholinergen W.)

Diese Angaben sind nicht vollständig – beachten Sie bitte die Erläuterungen und Hinweise in Kapitel 2, S. 11 bis 16.

AZATHIOPRIN

Immunsuppressivum

A. Bei Teilung von Tbl. Hautkontakt mit Bruch-
stelle o. mit Tablettenstaub meiden

D. 70–200 mg/d; bei Organtransplantation bis
350 mg/d

H. **Kontrazeption erforderlich:** Frauen während
d. Therapie, Männer während d. Therapie u. 6
Mon. danach; während Behandlung keine Imp-
fung mit Lebendimpfstoffen

KI. Schwere Infektion, Blutbildungsstör., schwere
L/N-Funktionsstör., Pankreatitis

NW. (g): Übelkeit, Erbrechen, Hautausschlag; Infek-
tionskrankheiten mit schwerem Verlauf, Blutbildungsstör.

WW. Allopurinol (Azath.-Dos. auf 33–25 % reduzieren), Totimpfstoffe (Immunantwort↓), Lebend-
impfstoffe (atypische Reakt.), Cotrimoxazol
(Leukopenierisiko↑), ACE-Hemmer (Leuko-
penierisiko↑), CSE-Hemmer (Myopathie-
Risiko↑)

Diese Angaben sind nicht vollständig – beachten Sie bitte die
Erläuterungen und Hinweise in Kapitel 2, S. 11 bis 16.

AZITHROMYCIN

Makrolidantibiotikum

A. Regelmäßige Einnahme

D. Allgem. 1 × tgl. 500 mg über 3 d oder
1 × tgl. 500 mg am 1. Tag, dann 1 × tgl. 250 mg
über 4 d
Genitalerkr.: 1 × tgl. 1 g als Einmalgabe
Kdr.: 1 × tgl. 10 mg/kg KG über 3 d

H. Therapie nicht vorzeitig abbrechen; Susp. ist vor
Gebrauch zu schütteln u. begrenzt haltbar
(5 d bei Raumtemperatur)
Mgl. Kreuzresistenz u. Kreuzallergie mit anderen
Makrolidantibiotika beachten

KI. Schwere Leberfunktionsstör.; Komb. mit Mizolastin u. Terfenadin; strenge Indikationsstellung in
Schwangerschaft u. Stillzeit

NW. M/D-Beschw. (g); bei lang anhaltenden, schweren
Durchfällen Arzt aufsuchen

WW. Antacida – 2 h Abstand halten; Mizolastin u. Terfenadin (Herzrhythmusstör.↑), Phenytoin↑, Valpro-
insäure↑, Digoxin↑, Dihydroergotamin u. nichthydrierte Mutterkornalkaloide (Vasokonstrik-
tion↑), Ciclosporin (Nephrotox.↑), orale Anti-
koagulanzien↑, CSE-Hemmer (Myopathieri-
siko↑), Triazolam↑, Midazolam↑

Diese Angaben sind nicht vollständig – beachten Sie bitte die
Erläuterungen und Hinweise in Kapitel 2, S. 11 bis 16.

BACLOFEN

Zentrales Muskelrelaxans

A. Regelmäßige Einnahme

D. Ein- u. ausschleichende D. erforderlich
Initial: 3 × tgl. 5 mg, Steigerung im 3-d-Abstand um 5 mg
Erhaltungsdosis: 30–75 mg/d in 3 ED

H. Bei fehlerhafter Dosisanpassung Sturzgefahr durch abrupten Verlust der Muskelspannung mgl.; Kontrolle der Blutzucker- u. Blutdruckwerte angezeigt; Vorsicht in der Laktationsperiode bei hoher D.

KI. Patienten mit psychischen Erkr. o. Erkr. d. Hirngefäße (z. B. Schlaganfall), M. Parkinson, Epilepsie, M/D-Ulcera, Psychosen, schwere Nierenfunktionsstör.

NW. Schwindel (h), Kopfschmerzen (h), Mundtrockenheit (h), M/D-Beschw. (h), Obstipation (h), Hypotonie (h); viele NW., vgl. Fachliteratur

WW. Alkohol↑ (B.↑), zentralwirksame AM (Sedierung↑), Antihypertonika↑

Diese Angaben sind nicht vollständig – beachten Sie bitte die Erläuterungen und Hinweise in Kapitel 2, S. 11 bis 16.

BECLOMETASON

Halogeniertes Glucocorticoid

A.   **Inh.:** Unmittelbar vor dem Essen anwenden o. nach Inh. Mund ausspülen (Soorbefall↓); bei gleichzeitiger Verordnung eines inhalativen β-Sympathomimetikums/Anticholinergikums ist dieses vor B. anzuwenden
DA: Sprühdose vor Gebrauch schütteln; nach Möglichkeit Spacer benutzen (Inh.)

D.   Konsequente Einhaltung der ärztl. D. (auch bei Beschwerdefreiheit)

H.   Keine Sofortwirkung, Wirkungseintritt erst nach 3 d bis 1 Wo.; Kdr. sollten nur unter Aufsicht von Erw. DA benutzen, DA vor Erwärmung schützen; DA regelmäßig mit warmem Wasser reinigen u. trocknen

KI.   In der Selbstmedikation zur kurzzeitigen intranasalen A. bei saisonaler allergischer Rhinitis: Kdr. < 12 J.

NW.   Reizungen d. Nasenwege, Husten, schmerzender trockener Hals

Diese Angaben sind nicht vollständig – beachten Sie bitte die Erläuterungen und Hinweise in Kapitel 2, S. 11 bis 16.

BENZOYLPEROXID

Aknetherapeutikum, Keratolytikum, Antiseptikum

A. Regelmäßig auf die gereinigte Haut auftragen

D. 1–2 × tgl. 2,5–10 %ige Zubereitungen verwenden; Besserung nach etwa 4–10 Wo.

H. Bleichung der Haare und Entfärbung von Textilien möglich! Bei zu starker Reizung und Rötung der Haut Therapie für zwei bis drei Tage aussetzen; 10 %ige Zubereitung nicht im Gesichtsbereich anwenden!

KI. Anwendung auf Schleimhäuten u. im Bereich der Mund-, Nasen- u. Augenwinkel
Cave: Kdr. < 12 J., großflächige Wunden, Atopiker mit trockener u. sebostatischer Haut

NW. **In der Einstellungsphase:** leichte Hautreizungen; Austrocknen und leichtes Schälen der Haut ist erwünscht!

WW. Hautreizende Kosmetika, gleichzeitige UV-Bestrahlung (Sonnenbad, Solarium) meiden

Diese Angaben sind nicht vollständig – beachten Sie bitte die Erläuterungen und Hinweise in Kapitel 2, S. 11 bis 16.

BETAHISTIN

Antiemetikum

D.   3 × tgl. 6–12 mg bzw. 2 × tgl. 20 mg (Retard)
        Betahistin-Dimesilat oder 3 × tgl. 8–16 mg
        Betahistin-Dihydrochlorid

KI. Asthma

NW. Magenbeschw., Kopfschmerzen, Nesselaus-
        schlag

WW. Antihistaminika↓ (B.↓)

Diese Angaben sind nicht vollständig – beachten Sie bitte die
Erläuterungen und Hinweise in Kapitel 2, S. 11 bis 16.

BEZAFIBRAT

Lipidsenker

D. 3 × tgl. 200 mg o. 1 × tgl. 400 mg (Retard), bei Magenempfindlichkeit einschleichende D.

H. Langfristige, regelmäßige Einnahme sowie cholesterinarme Diät erforderlich; bei Muskelschmerzen u. Muskelschwäche Arzt aufsuchen

KI. Schwere L/N-Funktionsstör., Gallenblasenerkr. mit u. ohne Gallensteine

NW. Vorübergehende M/D-Beschw. (g), Hautreakt. (g), Kopfschmerzen u. Schwindel (g), Muskelschmerzen o. Muskelschwäche (s)

WW. Orale Antikoagulanzien↑, Sulfonylharnstoff-Antidiabetika↑, andere Lipidsenker (Myopathie-Risiko↑), Ciclosporin (Nierenfunktionsstör.), Colestyramin (B.↓) – 2 h Abstand halten; Orlistat (Komb. nicht empfohlen, da Mangel an Daten)

Diese Angaben sind nicht vollständig – beachten Sie bitte die Erläuterungen und Hinweise in Kapitel 2, S. 11 bis 16.

BIPERIDEN

Anticholinergikum, Parkinsonmittel

D. Einschleichende D., max. 16 mg/d Biperiden-HCl

H. Nicht ohne ärztlichen Rat absetzen; Missbrauch möglich!

KI. Engwinkelglaukom, Prostataadenom, Stenosen im M/D-Trakt, Tachyarrhythmien

NW. Mundtrockenheit, Sehstör., Obstipation, Harnverhaltung;
(**In der Einstellungsphase:** Müdigkeit, Benommenheit, Schwindel)
In höheren Dos.: Unruhe, Verwirrtheit

WW. Alkohol↑; Antihistaminika u. Spasmolytika u. Amantadin u. Chinidin u. tri- u. tetracyclische Antidepressiva u. Neuroleptika (anticholinerge W.↑); L-Dopa (Dyskinesien↑), Metoclopramid↓

Diese Angaben sind nicht vollständig – beachten Sie bitte die Erläuterungen und Hinweise in Kapitel 2, S. 11 bis 16.

BISACODYL

Laxans

A. Nur kurzfristig anwenden, max. 1 Wo.
Supp.: morgens
Drg.: abends vor dem Schlafengehen

D. **Oral u. rektal:** $1 \times 5–10$ mg

H. $1 \times$ anwenden, dann 2 Tage Karenz; nicht zusammen mit Milch einnehmen

KI. Kdr. < 2 J.; Darmverschluss, akutentzündliche M/D-Erkr.

NW. Krampfartige Bauchschmerzen (g)
Bei längerdauernder u. hochdosierter A.:
Darmträgheit↑, Elektrolytverluste (Stör. d. Herzfunktion, Muskelschwäche)

WW. Milch u. Antacida u. H_2-Blocker u. Protonenpumpenhemmer (gelegentlich Magenunverträglichkeit, da sich magensaftresistent überzogenes Bisacodyl zu früh auflösen und die Magenschleimhaut reizen kann); kaliuretische Diuretika u. Glucocorticoide (Kalium-Verlust↑), Herzglykoside↑

Diese Angaben sind nicht vollständig – beachten Sie bitte die Erläuterungen und Hinweise in Kapitel 2, S. 11 bis 16.

BISOPROLOL

β-Rezeptorenblocker

A. Regelmäßige Einnahme, morgens nüchtern o. zum Frühstück

D. 1 × tgl. 2,5–10 mg Bisoprololfumarat 2 : 1, ein- u. ausschleichende D. erforderlich

H. Nicht ohne ärztlichen Rat absetzen! Diabetiker darauf hinweisen, dass die Frühwarnzeichen einer drohenden Unterzuckerung durch Bisoprolol maskiert werden können; Kontaktlinsenträger informieren, dass die Augen evtl. trockener werden

KI. Asthma, Hypotonie (RR systolisch < 90 mm Hg), Bradykardie (< 50/min), 48–72 h vor d. Geburtstermin u. Stillzeit

NW. **In der Einstellungsphase:** Müdigkeit (g), Schwindel (g), Kopfschmerzen (g), M/D-Beschw.; kalte Extremitäten, Verschlechterung der Blutfettwerte mgl.

WW. Insulin u. Sulfonylharnstoff-Antidiabetika u. Metformin (Hypoglykämierisiko↑); Antihypertonika↑; andere antiarrhythmisch wirkende AM (Reizleitungsstör. u. Minderung der Herzkraft)

Diese Angaben sind nicht vollständig – beachten Sie bitte die Erläuterungen und Hinweise in Kapitel 2, S. 11 bis 16.

BROMAZEPAM

Tranquilizer, Benzodiazepin

D. 3–6 mg ca. 1 h vor dem Schlafengehen, bei Bedarf zusätzlich 1–2 × tagsüber 1,5–3 mg

H. Überhangeffekte am Morgen nach abendlicher Gabe mgl.
Cave: Abhängigkeit, Entzugssyndrom

KI. Kdr. u. Jgl.; AM-, Drogen-, Alkoholabhängigkeit

NW. Müdigkeit (h), Konzentrationsschwäche (h)

WW. Alkohol↑ (B.↑), zentralwirksame AM↑ (auch Dextromethorphan u. Antiallergika, z. B. Diphenhydramin), Cimetidin (B.↑), Muskelrelaxanzien↑, Methotrexat (Tox.↑)

Diese Angaben sind nicht vollständig – beachten Sie bitte die Erläuterungen und Hinweise in Kapitel 2, S. 11 bis 16.

BROMHEXIN

Mukolytikum

D.   3 × tgl. (8) – 16 mg Bromhexin-HCl

H.   Ohne reichliche Flüssigkeitszufuhr keine expektorierende W. (ca. 2 l/Tag); Vorsicht bei Komb. mit Antitussiva – Gefahr d. Sekretstaus

Diese Angaben sind nicht vollständig – beachten Sie bitte die Erläuterungen und Hinweise in Kapitel 2, S. 11 bis 16.

BUDESONID

Nichthalogeniertes Glucocorticoid

A. **Inh.:** Unmittelbar vor dem Essen anwenden oder nach Inh. Mund ausspülen, evtl. sogar gurgeln (Soorbefall↓); bei gleichzeitiger Verordnung eines inhalativen β-Sympathomimetikums/Anticholinergikums ist dieses vor B. anzuwenden
DA: Sprühdose vor Gebrauch schütteln; nach Möglichkeit Spacer benutzen
NS: vor Gebrauch schütteln

D. **Turbohaler:** Erw.: 2 × tgl. 0,2 (–0,4) mg bis 3–4 × tgl. 0,4 mg, Kdr.< 12 J.: 2 × tgl. 0,2 mg, max. 0,8 mg/d
DA: 2 × tgl. 0,2 (–0,4) mg
NS: 2 × tgl. 0,2 (–0,4) mg je Nasenloch
Konsequente Einhaltung der ärztl. D. (auch bei Beschwerdefreiheit)

H. Keine Sofortwirkung, Wirkungseintritt erst nach 1 Wo. (NS nach wenigen Tagen), Kdr. sollten nur unter Aufsicht v. Erw. DA/NS benutzen, DA vor Erwärmung schützen, Mundstück des DA/Sprührohr des NS regelmäßig mit warmem Wasser reinigen u. trocknen; Turbohaler vor Feuchtigkeit schützen

NW. **Inh.:** Heiserkeit (g)

Diese Angaben sind nicht vollständig – beachten Sie bitte die Erläuterungen und Hinweise in Kapitel 2, S. 11 bis 16.

BUFEXAMAC

Antiphlogistikum

A. 1–3 × tgl. auf d. erkrankte Haut auftragen u. einreiben; evtl. Okklusivverband; max. 6 Mon. anwenden

H. Nicht im Augenbereich anwenden!

NW. Austrocknung d. Haut (g), lokale Reizung (Rötung, Brennen, Juckreiz) durch Überempfindlichkeitsreakt. (g); bei Verschlechterung der Hauterkr. AM absetzen u. Arzt aufsuchen

Diese Angaben sind nicht vollständig – beachten Sie bitte die Erläuterungen und Hinweise in Kapitel 2, S. 11 bis 16.

BUNAZOSIN

Antihypertonikum, α_1-Rezeptorenblocker

A. Bei Neueinstellung/Dosissteigerung erste Dosis vor d. Schlafengehen o. nach der Einnahme hinlegen; bei Schwindel umgehend hinlegen
Regelmäßige Einnahme morgens

D. 1 × tgl. 3–6 mg (Retard), max. 2 × tgl. 6 mg (Retard)
Berechnet als Bunazosin-HCl

H. Nicht ohne ärztlichen Rat absetzen

KI. Kdr. <12 J.; mech. bedingte Herzinsuffizienz (z. B. Mitralstenose); Vorsicht bei schweren L/N-Funktionsstör.

NW. **Vor allem in der Einstellungsphase (g):** orthostatische Dysregulation, Tachykardie, Unruhe, Kopfschmerzen, Schwindel, Übelkeit
Im Verlauf der Behandlung: Tachykardie (g), M/D-Beschw. (g)

WW. Weitere Blutdruck senkende AM (verstärkter Blutdruckabfall mgl.)

Diese Angaben sind nicht vollständig – beachten Sie bitte die Erläuterungen und Hinweise in Kapitel 2, S. 11 bis 16.

BUTYLSCOPOLAMINIUM-BROMID

Spasmolytikum, Anticholinergikum

D. **Oral:** 10–100 mg/d
Rektal: bis 50 mg/d

KI. Stillzeit, Engwinkelglaukom, Prostataadenom, mechanische Stenosen im M/D-Trakt, Tachyarrhythmie

NW. (s): Mundtrockenheit, Obstipation, Akkommodationsstör., Blasenentleerungsstör., Tachykardie

WW. Sympathomimetika (tachykarde W.↑); Antihistaminika u. Amantadin u. Chinidin u. tri- u. tetracyclische Antidepressiva (anticholinerge W.↑); Metoclopramid↓ (B.↓)

Diese Angaben sind nicht vollständig – beachten Sie bitte die Erläuterungen und Hinweise in Kapitel 2, S. 11 bis 16.

CALCIUMANTAGONISTEN

vom Dihydropyridintyp

A. Regelmäßige Einnahme

D. Siehe Einzelpräp.

H. Nicht ohne ärztl. Rat absetzen; nicht mit Grapefruitsaft einnehmen

KI. Akuter Herzinfarkt innerhalb der ersten 4 Wo., instabile Angina pectoris, Herzinsuffizienz (NYHA III u. IV), Hypotonie (systolisch < 90 mm Hg)

NW. Flush (Gesichtsrötung mit Wärmegefühl) (h), Erythem (Hautrötung mit Wärmegefühl) (h), Kopfschmerzen (h), Schwindel (g), Knöchelödeme (g), Tachykardie (g), Parästhesien (g)

WW. Cimetidin (Ca.-Ant.↑), Digoxin↑; Diuretika u. β-Blocker u. Nitropräp. u. Molsidomin (verstärkte Blutdrucksenkung); Ciclosporin (Ca.-Ant.-Plasma-Konz.↑), Rifampicin (Plasma-Konz.↓)

Diese Angaben sind nicht vollständig – beachten Sie bitte die Erläuterungen und Hinweise in Kapitel 2, S. 11 bis 16.

CALCIUMLACTOGLUCONAT, -CARBONAT

Mineralstoff

D.   2–4 × tgl. 500 mg

H.   Patienten, die zur Bildung von Steinen in den ableitenden Harnwegen neigen, wird reichliche Flüssigkeitsaufnahme empfohlen

KI.   Nierenkalksteine, erhöhter Blut-Calcium-spiegel, schwere Nierenfunktionsstör., schwere Hypercalciurie

WW.   Fluorid-Präp.↓ u. Tetracycline↓ u. Alendron-säure↓ (C.-Resorpt.↓) – 3 h Abstand halten; Vitamin D (C.-Resorpt.↑), Herzglykoside (Risiko v. Herzarrhythmien bei i.v.-Gabe von Calcium)

Diese Angaben sind nicht vollständig – beachten Sie bitte die Erläuterungen und Hinweise in Kapitel 2, S. 11 bis 16.

CANDESARTAN

Antihypertonikum, Angiotensin-Antagonist

D. 1 × tgl. 4 mg, max. 16 mg/d Candesartancilexetil

H. Blutdrucksenkung wird im Wesentlichen nach 4 Wo. erreicht
Wird während der Therapie eine Schwangerschaft festgestellt, ist C. abzusetzen

KI. Schwere Leberfunktionsstör.

NW. M/D-Beschw. (s), Benommenheit (s), Kopfschmerzen (s)

WW. Kalium-Präparate u. kaliumsparende Diuretika (Hyperkaliämie); Antihypertonika, z. B. β-Blocker u. Calciumantagonisten u. Diuretika (verstärkter Blutdruckabfall)

Diese Angaben sind nicht vollständig – beachten Sie bitte die Erläuterungen und Hinweise in Kapitel 2, S. 11 bis 16.

CAPTOPRIL

Antihypertonikum, Mittel gegen Herzinsuffizienz,
ACE-Hemmer

A.   Regelmäßige Einnahme

D.   Häufig initial 2–3 × tgl. 6,25 mg, Steigerung auf
3 × tgl. 25 mg; max. 150 mg/d; vorsichtige, einschleichende D. bei Patienten unter Diuretikatherapie
(Gefahr übermäßiger Blutdrucksenkung)

H.   Nicht ohne ärztlichen Rat absetzen; in der Selbstmedikation Paracetamol zur Schmerztherapie empfehlen

KI. Kdr. < 14 J.; Zustand nach Nierentransplantation, Dialyse, Desensibilisierungstherapie (Insektengifte),
Schwangerschaft 2. u. 3. Trimenon/Stillzeit

NW. Trockener Reizhusten (h), Kopfschmerzen (g),
Schwindel (g), Sehstörungen (g), M/D-Beschw. (g),
Nierenfunktionsstör. (g), Hautausschlag (g); Quincke-
Ödem im Gesicht (s) – kann lebensbedrohlich sein,
ACE-Hemmer sofort absetzen u. Arzt aufsuchen

WW. Alkohol↑, ASS (C.↓), Kalium-Präparate u. kalium-
sparende Diuretika (Hyperkaliämie), Antihypertonika
(Blutdruck↓), Allopurinol u. Immunsuppressiva u.
system. Corticoide (Leukopenierisiko↑), Clozapin
(Hämatotox.↑), Methotrexat (Tox.↑), Lithium↑, orale
Antidiabetika u. Insulin (Hypoglykämierisiko↑),
Metformin (Lactatazidose-Risiko↑), NSAR (C.↓),
Diuretika (C.↑)

Diese Angaben sind nicht vollständig – beachten Sie bitte die
Erläuterungen und Hinweise in Kapitel 2, S. 11 bis 16.

CARBAMAZEPIN

Antiepileptikum

A. Regelmäßige Einnahme

D. Individuell; allgem. 400–1200 mg/d; ein- u. ausschleichende D. erforderlich

KI. Komb. mit irreversiblem MAO-Hemmer Tranylcypromin (14 d Behandlungspause), schwere L/N-Funktionsstör., Überleitungsstör. d. Herzens (AV-Block); zwischen d. 20. u. 40. Schwangerschaftstag sollte die niedrigste anfallskontrollierte Dosis verwendet werden

NW. **In der Einstellungsphase:** Müdigkeit, Sehstör. (Doppeltsehen), Übelkeit u. Erbrechen; allergische Hautreakt., Fieber, Herzrhythmusstör.

WW. Paracetamol (Tox.↑), orale Kontrazeptiva↓, irreversibler MAO-Hemmer Tranylcypromin, Lamotrigin↓, Risperidon↓, orale Antikoagulanzien↓, Erythromycin (C.↑), Verapamil (C.↑), Diltiazem (C.↑), Cimetidin (C.↑), Fluoxetin (C.↑)

Diese Angaben sind nicht vollständig – beachten Sie bitte die Erläuterungen und Hinweise in Kapitel 2, S. 11 bis 16.

CEFACLOR

Antibiotikum, Cefalosporin

A. Regelmäßige Einnahme, möglichst alle 8 h

D. Allgem. 3 × tgl. 500 mg, max. 4 g/d

H. Therapie nicht vorzeitig abbrechen; gebrauchs-fertige Susp. ist begrenzt verwendbar u. vor Gebrauch zu schütteln

KI. Bei Penicillinallergie liegt Risiko, auch gegen C. allergisch zu sein, bei 5–10%

NW. Allerg. Reakt. (g) können sofort o. innerhalb von Tagen bis Wo. während u. nach C.-Behand-lung auftreten; bei ersten Anzeichen (Haut-rötung, Nesselausschlag gefolgt von Fieber u. Atembeschw.) Therapie unterbrechen u. sofort Arzt aufsuchen; M/D-Beschw., bei lang anhal-tenden, schweren Durchfällen Arzt aufsuchen

WW. Acetylcystein (C.↓, 2 h Abstand halten), orale Antikoagulanzien (Blutungsneigung↑), Ciclo-sporin↑, Colestyramin (Ce.↓)

Diese Angaben sind nicht vollständig – beachten Sie bitte die Erläuterungen und Hinweise in Kapitel 2, S. 11 bis 16.

CEFUROXIM

Antibiotikum, Cefalosporin

A. Regelmäßige Einnahme, möglichst alle 12 h; Tbl. nicht kauen o. teilen (Arzneistoff sehr bitter)

D. Allgem. 2 × tgl. 250–500 mg

H. Therapie nicht vorzeitig abbrechen; gebrauchsfertige Susp. ist begrenzt verwendbar u. vor Gebrauch zu schütteln

KI. Bei Penicillinallergie liegt das Risiko, auch gegen C. allergisch zu sein, bei 5–10 %

NW. Allerg. Reakt. (g) können sofort o. innerhalb von Tagen bis Wo. während u. nach C.-Behandlung auftreten; bei ersten Anzeichen (Hautrötung, Nesselausschlag gefolgt von Fieber u. Atembeschw.) Therapie unterbrechen u. sofort Arzt aufsuchen; M/D-Beschw., bei lang anhaltenden, schweren Durchfällen Arzt aufsuchen

WW. Aminoglykosid-Antibiotika (Nephrotox.↑), hochdosierte Schleifendiuretika (Nephrotox.↑), Ciclosporin↑, Colestyramin (Ce.↓)

Diese Angaben sind nicht vollständig – beachten Sie bitte die Erläuterungen und Hinweise in Kapitel 2, S. 11 bis 16.

CELIPROLOL

β-Rezeptorenblocker

A. Regelmäßige Einnahme morgens

D. 200–400 mg/d Celiprolol-HCl, ausschleichende D. erforderlich

H. Nicht ohne ärztl. Rat absetzen! Diabetiker darauf hinweisen, dass die Frühwarnzeichen einer drohenden Unterzuckerung durch Celiprolol maskiert werden können; Kontaktlinsenträger informieren, dass die Augen evtl. trockener werden

KI. Hypotonie (RR systolisch < 90 mm Hg), Bradykardie (< 50/min.), schwere Durchblutungsstör., 48–72 h vor d. Geburtstermin, Stillzeit; Vorsicht bei Asthmatikern

NW. Vor allem in der Einstellungsphase (g): M/D-Beschw., Schwindel, Kopfschmerzen, Müdigkeit

WW. Insulin u. Sulfonylharnstoff-Antidiabetika u. Metformin (Hypoglykämierisiko↑); Antihypertonika↑; andere antiarrhythmisch wirkende AM (Reizleitungsstör. u. Minderung der Herzkraft)

Diese Angaben sind nicht vollständig – beachten Sie bitte die Erläuterungen und Hinweise in Kapitel 2, S. 11 bis 16.

CERIVASTATIN

Lipidsenker, Cholesterol-Synthese-Enzymhemmer

A. Zum Abendessen o. vor dem Schlafengehen

D. **Initial:** 0,1 mg/d Cerivastatin-Na, Steigerung bis max. 0,3 mg/d, Dosisanpassung frühestens nach 4 Wo.

H. Nicht mit Grapefruitsaft einnehmen; langfristige, regelmäßige Einnahme sowie cholesterinarme Diät erforderlich; bei Muskelschmerzen u. Muskelschwäche Arzt aufsuchen; eine wirksame Empfängnisverhütung sollte bei der Behandlung von Frauen gewährleistet sein

KI. Leberfunktionsstör., Myopathie

NW. (g): Sinusitis, Kopfschmerzen, Schlaflosigkeit, Rhinitis, Husten, grippeartige Beschw., Muskelschmerzen; Muskelschwäche

WW. Immunsuppressiva (z. B. Ciclosporin) u. weitere Lipidsenker (z. B. Fibrate, Nicotinsäure) u. Makrolidantibiotika u. Antimykotika vom Azoltyp (z. B. Itraconazol) erhöhen das Myopathie-Risiko; Colestyramin u. Colestipol – 4 h Abstand halten

Diese Angaben sind nicht vollständig – beachten Sie bitte die Erläuterungen und Hinweise in Kapitel 2, S. 11 bis 16.

CETIRIZIN

H$_1$-Antihistaminikum

A. Abends einnehmen

D. **Jgl./Erw.:** 1 × tgl. 10 mg
Kdr. 2–12 J.: 5 mg/d (KG < 30 kg), 10 mg/d
(KG > 30 kg)
Berechnet als Cetirizin–2 HCl

KI. Kdr. < 2 J.; schwere Nierenfunktionsstör.

WW. Alkohol↑, zentraldämpfende AM↑

Diese Angaben sind nicht vollständig – beachten Sie bitte die
Erläuterungen und Hinweise in Kapitel 2, S. 11 bis 16.

CHLORAMPHENICOL

Antibiotikum

D. 40–80 mg/kg KG/d; Gesamtdosis von 25–30 g/Patient nicht überschreiten

H. Bei Sehstör. AM sofort absetzen u. Arzt informieren; bei langfristiger A. am Auge auch syst. NW. mgl., weiche Kontaktlinsen erst 15 min nach Applikation wieder einsetzen

KI. Blutbildungsstör., schwere Leberfunktionsstör.

NW. Durchfall, Brechreiz; sehr seltene, aber lebensbedrohliche Blutbildungsstör. (Reserveantibiotikum)

WW. Keine Komb. mit Paracetamol (C.-HWZ↑), orale Kontrazeptiva↓, Sulfonylharnstoff-Antidiabetika↑ (Hypoglykämierisiko↑), Phenytoin↑, orale Antikoagulanzien↑ (Blutungsgefahr), Rifampicin (C.-Plasma-Konz.↓), Penicilline (antagonistischer Effekt)

Diese Angaben sind nicht vollständig – beachten Sie bitte die Erläuterungen und Hinweise in Kapitel 2, S. 11 bis 16.

CHLORDIAZEPOXID

Tranquilizer, Benzodiazepin

D. Max. 60 mg/d, max. 30 mg als ED, ausschleichende D., verlangsamten oxidativen Abbau bei
älteren Patienten beachten

H. Langwirksames Benzodiazepin
Cave: Abhängigkeit, Entzugssyndrom

KI. Kdr. u. Jgl. (Ausnahmen vgl. Fachliteratur);
AM-, Drogen-, Alkoholabhängigkeit

NW. Müdigkeit (h), Schwindel (h)

WW. Alkohol↑ (Ch.↑), Analgetika↑, orale Kontrazeptiva (Ch.↑), Antacida (Verzögerung d.
W.-Eintritts), zentralwirksame AM↑ (Ch.↑),
Muskelrelaxanzien↑, Cimetidin (Ch.↑), Disulfiram (Ch.↑), Methotrexat (Tox.↑)

Diese Angaben sind nicht vollständig – beachten Sie bitte die
Erläuterungen und Hinweise in Kapitel 2, S. 11 bis 16.

CHLORHEXIDIN

Antiseptikum

A. **Lsg:** 1/2 – 1 min gurgeln o. spülen; Gurgellösung nicht herunterschlucken; nicht mit Wasser nachspülen; Konzentrat muss entsprechend verdünnt werden
Gel: morgens u. abends nach dem Essen direkt auf das entzündete Zahnfleisch auftragen

D. 2–3 × tgl. 0,1–0,2%ige Lsg. bzw. 1%iges Gel anwenden

H. Therapiedauer bis zu 3 Wo.; nicht ins Auge o. Ohr bringen! Bei Prothesenstomatitis zusätzlich zum Mundspülen 2 × tgl. Prothesen 5 min in die Lsg. legen

NW. Bei länger dauernder A.: vorübergehende Verfärbung d. Zähne u. Zunge, Geschmacksirritationen, schmerzhafte Mundschleimhautentzündung mgl.

Diese Angaben sind nicht vollständig – beachten Sie bitte die Erläuterungen und Hinweise in Kapitel 2, S. 11 bis 16.

CHLOROQUIN

Antimalariamittel, Antirheumatikum

D. **Malaria-Prophylaxe**: In der Woche vor der Abreise sowie am Abreisetag (o. an 2 aufeinanderfolgenden Tagen bei Reiseantritt) je 8 mg Chloroquinphosphat/kg KG. Anschließend in einwöchigen Abständen jeweils am Wochentag der Abreise 8 mg Chloroquinphosphat/kg KG für die Dauer der Reise bis 6 (mind. 4) Wo. nach Verlassen des Malariagebietes.

H. In der Malariaprophylaxe nicht mit Mefloquin kombinieren, für Gebiete mit bekannter Chloroquinresistenz wird Komb. mit Proguanil (200 mg/d) als Alternative zu Mefloquin empfohlen

KI. Schwangerschaft (außer zur Malaria-Prophylaxe u. -Therapie), Alkoholabusus, Psoriasis, Leberfunktionsstör., neurologische Erkr., Blutbildungsstör.

NW. M/D-Beschw. (h), Kopfschmerzen (g), bei Dosen > 155 mg/d u. Einnahme > 100 g/Jahr (z. B. bei Rheumatherapie) erhöhte Gefahr einer Augen-/Ohrschädigung

WW. Chloroquin erst 3 d nach letzter Typhus-Oralimpfung einnehmen, Alkohol (Leberschäden), Digoxin↑, Mefloquin (Risiko von Krampfanfällen↑), Halofantrin (Arrhythmierisiko↑), Ciclosporin (Plasma-Konz.↑)

Diese Angaben sind nicht vollständig – beachten Sie bitte die Erläuterungen und Hinweise in Kapitel 2, S. 11 bis 16.

CIPROFLOXACIN

Chemotherapeutikum, Gyrasehemmer

A. Regelmäßige Einnahme

D. Allgem. 2 × tgl. 125–500 mg (bis 2 × tgl. 750 mg)
Cystitis: 2 × tgl. 100 mg für 3 d

H. Therapie nicht vorzeitig abbrechen; nicht zusammen mit Milch u. Milchprodukten einnehmen; Coffeinwirkung hält länger an
AT: während der Anwendung von C. keine Kontaktlinsen tragen

KI. Kdr. u. Jgl. vor Abschluss d. Wachstums; Epilepsie

NW. M/D-Beschw., Kopfschmerzen, Schwindel, Tachykardie, Hautreakt., Gelenkschmerzen, -schwellungen, Tendopathien, z. B. Achillessehnenentzündungen; bei Sehnenschmerzen o. -entzündungen o. lang anhaltenden, schweren Durchfällen Arzt aufsuchen
AT: Verfärbung d. Hornhaut, Lidödeme

WW. Milch u. Antacida u. Eisen u. Zink (C.-Resorption↓) – 2 h Abstand halten; Theophyllin↑ (Serumkonz. Theophyllin kontrollieren), orale Antikoagulanzien↑, Sulfonylharnstoff-Antidiabetika↑, Zolmitriptan↑

Diese Angaben sind nicht vollständig – beachten Sie bitte die Erläuterungen und Hinweise in Kapitel 2, S. 11 bis 16.

CLARITHROMYCIN

Makrolidantibiotikum

A. Saft vor Gebrauch schütteln, Saft bleibt „körnig"

D. 2 × tgl. 250–500 mg

H. Therapie nicht vorzeitig abbrechen; mgl. Kreuzresistenz und Kreuzallergie mit anderen Makrolidantibiotika beachten

KI. Schwere Leberfunktionsstör. Komb. mit Mizolastin u. Pimozid

NW. M/D-Beschw. (h), bei lang anhaltenden, schweren Durchfällen Arzt aufsuchen

WW. Pimozid↑, Mizolastin u. Terfenadin (Herzrhythmusstör.), Theophyllin↑, orale Antikoagulanzien↑, Dihydroergotamin u. nichthydrierte Mutterkornalkaloide (Vasokonstriktion↑), Carbamazepin↑, Digoxin↑, Ciclosporin (Nephrotox.↑), CSE-Hemmer (Myopathie-Risiko↑), Phenytoin↑, Valproinsäure↑, Triazolam↑, Midazolam↑

Diese Angaben sind nicht vollständig – beachten Sie bitte die Erläuterungen und Hinweise in Kapitel 2, S. 11 bis 16.

CLEMASTIN

H$_1$-Antihistaminikum

D. 2 × tgl. 1 mg (max. 6 mg/d)
Bei Kindern exakt dosieren (zentrale Erregung möglich)

KI. Engwinkelglaukom, Prostataadenom, stenosierendes Magengeschwür
Gel: nicht auf großflächige, entzündliche Hauterkr.

NW. Sedierung (h), Mundtrockenheit (g)

WW. Alkohol↑ (C.↑), zentraldämpfende AM↑ (C.↑), Anticholinergika u. tricyclische Antidepressiva (Glaukomauslösung mgl.)

Diese Angaben sind nicht vollständig – beachten Sie bitte die Erläuterungen und Hinweise in Kapitel 2, S. 11 bis 16.

CLENBUTEROL

Broncholytikum, β₂-Sympathomimetikum

D.   0,04 mg/d Clenbuterol-HCl (initial ist doppelte Dosis mgl.), verteilt auf 2 ED

H.   Kaffeetrinken reduzieren (vgl. WW.)
Cave: Sportler (C. als Dopingmittel eingestuft; Abusus mgl.)

KI.   Schwere Hyperthyreose, tachykarde Arrhythmien, Engwinkelglaukom

NW.   (h/g) (dosisabhängig u. meistens in der Einstellungsphase): Unruhe, Palpitationen, Tremor; pektanginöse Beschw., Kopfschmerzen

WW.   Antidiabetika↓; β-Sympathomimetika u. Theophyllin u. Anticholinergika (W. u. NW. von Clenbuterol↑); β-Blocker (C.↓, Bronchospasmen mgl.), MAO-Hemmer u. tricyclische Antidepressiva (C.-NW.↑)

Diese Angaben sind nicht vollständig – beachten Sie bitte die Erläuterungen und Hinweise in Kapitel 2, S. 11 bis 16.

CLINDAMYCIN

Antibiotikum, Lincomycin-Derivat

A. Regelmäßige Einnahme in aufrechter Haltung (Sitzen o. Stehen)

D. Allgem. alle 6 h 150–450 mg (600–1800 mg/d)
Lsg.: 1–2 × tgl. dünn auftragen
Vag.-Cr.: 1 × tgl. Applikatorfüllung für 3–7 d

H. Th. nicht vorzeitig abbrechen, Lsg. nicht in Augen o. auf Schleimhäute bringen; bei A. im Genitalbereich kann es wegen der Hilfsstoffe zur Beeinträchtigung der Sicherheit von Kondomen kommen

KI. **Cave:** entzündliche M/D-Erkr.; Komb. mit Erythromycin

NW. Diarrhoe (h) – bei lang anhaltenden, schweren Durchfällen Arzt aufsuchen; Mundschleimhaut-, Speiseröhrenentzündung (g), Hautausschläge (h)
Lsg./Vag.-Cr.: Hautreizung, Rötung

WW. Orale Kontrazeptiva↓, Makrolidantibiotika↓ (C.↓)

Diese Angaben sind nicht vollständig – beachten Sie bitte die Erläuterungen und Hinweise in Kapitel 2, S. 11 bis 16.

CLOBUTINOL

Antitussivum

A. Kurzzeitanwendung bei Reizhusten (5–7 d)

D. Bis 3 × tgl. 40–80 mg Clobutinol-HCl

H. Vorsicht bei Komb. mit Sekretolytika – Gefahr des Sekretstaus

KI. Kdr. < 12 J. (Drg.); Nierenfunktionsstör.; Vorsicht bei Husten mit vermehrter Schleimbildung o. anderem Auswurf

NW. Schwindel (s), Schlafstör. (s)

WW. Zentraldämpfende AM↑

Diese Angaben sind nicht vollständig – beachten Sie bitte die Erläuterungen und Hinweise in Kapitel 2, S. 11 bis 16.

CLONIDIN

Antihypertonikum, zentrales α₂-Sympathomimetikum

A. Regelmäßige Einnahme

D. **Initial:** 2 × tgl. 0,0375–0,150 mg, Steigerung auf 2–3 × tgl. 0,3 mg mgl., ausschleichende D. erforderlich
Berechnet als Clonidin-HCl

H. Nicht ohne ärztlichen Rat absetzen (gefährliche Blutdruckspitzen mgl.)! Kontaktlinsenträger informieren, dass die Augen evtl. trockener werden

KI. Endogene Depressionen, Bradykardie
AT: Hypotonie

NW. Sedierung (h), Mundtrockenheit (h), orthostatische Regulationsstör. (g)

WW. Alkohol u. zentraldämpfende AM (Sedierung↑), Herzglykoside (AV-blockierende W.↑), β-Blocker (NW.↑), tricyclische Antidepressiva (C.↓)

Diese Angaben sind nicht vollständig – beachten Sie bitte die Erläuterungen und Hinweise in Kapitel 2, S. 11 bis 16.

CLOTRIMAZOL

Antimykotikum

A.   **Lokal:** dünn auftragen
Vag.-Tbl./Vag.-Creme: abends 1 Vag.-Tabl.
bzw. 1 Applikatorfüllung Vag.-Creme einführen

D.   **Lokal:** 2–3 × tgl., Behandlungsdauer nicht unter
4 Wo.
Vag.-Tbl./Vag.-Creme: 1 × tgl. 100 mg/1 % für
6 d oder 1 × tgl. 200 mg/2 % für 3 d

H.   Lösung nicht auf Schleimhäute auftragen, nicht
in die Augen gelangen lassen; Applikator bei
vaginaler A. im Rahmen der Selbstmedikation
nicht in der Schwangerschaft anwenden; keine
Anwendung an der laktierenden Mamma
Vaginale A.: Die Creme in den Kombi-Packun-
gen wird 2–3 × tgl. im äußeren Genitalbereich
angewendet

KI.   Vaginale A. in der Selbstmedikation bei Patienten < 18 J. bzw. bei Ersterkrankung

NW.   Hautreizungen (g)

WW.   Polyenantibiotika (Nystatin) ↓

Diese Angaben sind nicht vollständig – beachten Sie bitte die
Erläuterungen und Hinweise in Kapitel 2, S. 11 bis 16.

CLOZAPIN

Neuroleptikum

A.   Tbl. in Wasser zerfallen lassen u. einnehmen; Therapiedauer mind. 6 Mon.

D.   Individuell, initial 12,5–25 mg/d in 1–2 ED, schrittweise Erhöhung bis 450 mg/d, max. 900 mg/d in mehreren ED; Erhaltungsdosis (25–200 mg/d) ggf. einmalig abends; ausschleichende D. über 1–2 Wo.

H.   Regelmäßige Kontrolle d. Blutbildes; bei Langzeittherapie erhebliche Gewichtszunahme; Immobilisierung des Patienten vermeiden (Thromboembolierisiko); während d. Einstellungsphase u. nach Dosissteigerung sollte wegen der Gefahr eines Blutdruckabfalls mit Bewußtseinsstör. auf gewisse Sportarten (z. B. Schwimmen o. Klettern) sowie Autofahren verzichtet werden. Therapie nur mgl. nach Vorliegen eines vom Arzt unterschriebenen Revers beim Hersteller

KI.   Kdr. u. Jgl. < 16 J.; akute Intoxikationen mit zentralwirksamen AM o. Alkohol, Bluterkr.; schwere Erkr. d. Herzens, d. Leber, Galle o. Niere; Dermatonie

NW.   In der Einstellungsphase: Müdigkeit, Kopfschmerzen, Schwindel, Muskelschwäche, Tachykardie, Hypotonie; Blutzellschäden; erhöhte Krampfbereitschaft, anticholinerge NW. (z. B. Tachykardie, Harnverhaltung), nächtlicher Speichelfluss, M/D-Beschw., Gewichtszunahme
Agranulozytose-Anzeichen: Fieber, Zahnfleisch- u. Mundschleimhautentzündungen, Halsschmerzen sowie grippeähnliche Symptome – sofort Arzt aufsuchen, keine Selbstmedikation dieser Symptome!

WW.   Komb. mit AM, die Blutbildstör. hervorrufen, z. B. Allopurinol, ACE-Hemmer, Metamizol (Hämatotox.↑), zentralwirksame AM↑ u. Alkohol↑ (C.↑), Anticholinergika (NW.↑), Antihypertonika↑ o. ↓, Levodopa↓, Lithium (Neurotox.↑); Neuroleptika u. Antidepressiva u. Antikoagulanzien (NW.↑); Phenytoin (C.↓)

Diese Angaben sind nicht vollständig – beachten Sie bitte die Erläuterungen und Hinweise in Kapitel 2, S. 11 bis 16.

CODEIN

Antitussivum, Analgetikum

A. Als Antitussivum vorzugsweise zur Nacht

D. **Erw:** 3–4 × tgl. 15–45 mg, max. 210 mg/d
Kdr. (6–14 J.): 3–4 × tgl. 7,5–15 mg, max. 60 mg/d
Berechnet als Codeinphosphat

H. Vorsicht bei Komb. mit Sekretolytika – Gefahr des Sekretstaus; Abhängigkeitspotential bei längerer u. hochdosierter A.
Als Substitutionsmittel nur in anders nicht behandelbaren Ausnahmefällen zugelassen

KI. Kdr. < 1 J., Krankheitszustände bei denen eine Dämpfung des Atemzentrums vermieden werden muss, z. B. Asthma; Gabe vor der Geburt

NW. **In der Einstellungsphase:** Übelkeit (h), Erbrechen (h); Obstipation (h), Somnolenz (h), Kopfschmerzen (h)

WW. Alkohol↑ (C.↑), Analgetika ↑, zentraldämpfende AM, z. B. Antihistaminika u. Psychopharmaka (sedierende u. atemdepressive W.↑)

Diese Angaben sind nicht vollständig – beachten Sie bitte die Erläuterungen und Hinweise in Kapitel 2, S. 11 bis 16.

COLCHICIN

Gichtmittel

D. **Akuter Gichtanfall:** initial 1mg, danach alle 1–2 h 0,5–1,5 mg, max. 8 mg/d
Anfallsprophylaxe: 0,5–1,5 mg täglich o. jeden 2. Tag, verteilt auf mehrere ED

H. Empfängnisverhütung während u. bis 3 Monate nach Einnahme von C. sicherstellen; bei schweren, choleraähnlichen Durchfällen mit blutigen, schleimigen Stühlen Therapie sofort abbrechen!
Cave: alte u. geschwächte Patienten

KI. Kdr. u. Jgl.; M/D-Erkr., H/K-Erkr., L/N-Funktionsstör.

NW. Durchfälle (h), weitere M/D-Beschw. (h)

WW. Ciclosporin (Plasma-Konz. ↑)

Diese Angaben sind nicht vollständig – beachten Sie bitte die Erläuterungen und Hinweise in Kapitel 2, S. 11 bis 16.

COTRIMOXAZOL

(Trimethoprim + Sulfamethoxazol 1:5)
Chemotherapeutikum

D.   **Erw.:** 2 × tgl. 960 mg (160 mg Trimethoprim +800 mg Sulfamethoxazol)
Kdr. 6–12 J.: 2 × tgl. 480 mg
Kdr. 6 Mon. – 5 J.: 2 × tgl. 240 mg

H.   Reichliche Flüssigkeitszufuhr bei Entzündungen der ableitenden Harnwege (ca. 2 l/d)

KI.   Sgl. < 2 Mon.; L/N-Funktionsstör.

NW.   Hautausschlag (h), M/D-Beschw. (g), Blutbildveränderungen

WW.   Antacida (Hemmung der Resorption von S.), orale Antikoagulanzien↑, Sulfonylharnstoff-Antidiabetika↑, Phenytoin (Plasma-Konz.↑), Penicilline (antagonist. Effekt), Ciclosporin (Nephrotox.↑), Methotrexat (Tox.↑)

Diese Angaben sind nicht vollständig – beachten Sie bitte die Erläuterungen und Hinweise in Kapitel 2, S. 11 bis 16.

CROMOGLICINSÄURE

Antiallergikum, Mastzellstabilisator

A. **Oral:** vor den Mahlzeiten einnehmen

D. **Inh.:** Erw. u. Kdr. 4 (–8) × tgl. 2 Sprühstöße (zu 1 mg Dinatriumsalz) oder 4 (–8) × tgl. 1 Pulverkapsel o. Brechampulle (20 mg Dinatriumsalz)
NS: 4 × tgl. 1 Sprühstoß (2,8 mg Dinatriumsalz)
AT: 4 × tgl. 1 Tr. (2 % Lsg. Dinatriumsalz)

H. Wirkungseintritt verzögert: 3–4 d (AT u. NT), bis zu 2–4 Wo. (oral bei Nahrungsmittelallergie)
AT: bei Behandlung keine Kontaktlinsen tragen

KI. **Inh.:** Kdr. < 2 J.; akute asthmatische Anfälle
Oral: Kdr. < 2 Mon.

NW. Leichte Reizung nach Applikation (g), schwere Überempfindlichkeitsreaktionen in Einzelfällen

Diese Angaben sind nicht vollständig – beachten Sie bitte die Erläuterungen und Hinweise in Kapitel 2, S. 11 bis 16.

CYCLOPENTOLAT

Anticholinergikum, Mydriatikum

D. **AT:** 0,5–1 % Cyclopentolat-HCl
Therapie: alle 6–8 h 1 Tr.
Diagnostik: 2 × 1 Tr. im Abstand von 5–10 min;
bei Sgl., Kkdr. u. vegetativ labilen Personen vorsichtig dosieren

H. Pupillenerweiterung beachten, Sonnenbrille tragen; systemische W. mgl.; Kontaktlinsen frühestens 15 min nach Applikation von C. wieder
einsetzen

KI. Engwinkelglaukom, zerebral geschädigte Kdr.,
Frühgeburten

NW. Akkommodationsstör., Glaukomauslösung,
Kreislauf- u. Orientierungsstör. (s), kurzfristige
psychische Veränderungen (s) (bes. bei Kdrn.)

Diese Angaben sind nicht vollständig – beachten Sie bitte die
Erläuterungen und Hinweise in Kapitel 2, S. 11 bis 16.

CYPROTERON/ ETHINYLESTRADIOL

Antiandrogen/Estrogen

A. Beginn der Einnahme am 1. Tag der Menstruation, nach 21 d wird eine Einnahmepause von 7 d eingehalten, danach Fortsetzung unabhängig davon, ob eine Regelblutung beendet ist oder nicht

D. 1 × tgl. zur gleichen Tageszeit; wenn Einnahme vergessen wurde, dann innerhalb von 12 h nachholen
Einnahmefehler, Erbrechen, Durchfall u. die Einnahme weiterer AM (siehe WW.) können die Kontrazeption mindern

H. Absetzen bei erstmaligen migräneartigen o. ungewöhnlich starken Kopfschmerzen, plötzlichen Seh- u. Hörstör., Anzeichen von Venenerkr. o. thromboembolischen Prozessen, Gelbsucht, starkem Blutdruckanstieg, bei Immobilisation nach Unfällen, längerer Bettlägerigkeit o. vor geplanten Operationen sowie bei ungewohnten Oberbauchbeschw. o. Ausbleiben der Regelblutung; sichtbare Erfolge bei Akne o. Hypertrichose erst nach 3–4 Mon.

KI. Raucherinnen > 30 J., Thrombosen, schwere Leberfunktionsstör., schwerer Diabetes, Fettstoffwechselstör., schwere Hypertonie

NW. Spannungsgefühl in den Brüsten (g), Zwischenblutungen (g), Amenorrhoe (g), M/D-Beschw., bräunliche Gesichtsflecken (bei Langzeit-A., begünstigt durch längere Sonnenbäder); viele NW., vgl. Fachliteratur

WW. Barbiturate (C./E.↓), Antiepileptika (z. B. Carbamazepin, Phenytoin, Primidon) (C./E.↓), Antibiotika (z. B. Ampicillin) (C./E.↓), Antidiabetika (Veränderung der KH-Toleranz)

Diese Angaben sind nicht vollständig – beachten Sie bitte die Erläuterungen und Hinweise in Kapitel 2, S. 11 bis 16.

DEXTROMETHORPHAN

Antitussivum

D. 3–4 × tgl. 20 mg oder 2 × tgl. 60 mg (Retard), Therapiedauer max. 3 d
Berechnet als Dextromethorphan-HBr × 1H$_2$O

H. Vorsicht bei Komb. mit Sekretolytika – Gefahr des Sekretstaus; Abhängigkeitspotential bei längerer u. hochdosierter A.

KI. Kdr. < 1 J.; Asthma, Leberfunktionsstör., Komb. mit MAO-Hemmern

NW. Müdigkeit, Schwindel, Appetitminderung, M/D-Beschw.

WW. Zentraldämpfende AM↑ (De.↑), MAO-Hemmer (Erregung, Hyperpyrexie)

Diese Angaben sind nicht vollständig – beachten Sie bitte die Erläuterungen und Hinweise in Kapitel 2, S. 11 bis 16.

DIAZEPAM

Tranquilizer, Benzodiazepin

D. **Oral:** 5–15 mg/d, bevorzugt abends
Rektal: 5–10 mg/d

H. Überhangeffekte am Morgen nach abendlicher Gabe mgl.
Cave: Abhängigkeit, Entzugssyndrom

KI. Sgl. < 6 Mon., Kdr. u. Jgl. (Ausnahmen vgl. Fachliteratur); AM-, Drogen-, Alkoholabhängigkeit

NW. Müdigkeit (h), Konzentrationsschwäche (h)

WW. Alkohol↑ (Di.↑), zentralwirksame AM↑ (auch Dextromethorphan u. Antiallergika, z. B. Diphenhydramin), Cimetidin (Di.↑), Muskelrelaxanzien↑, Methotrexat (Tox.↑), Disulfiram (Diazepam↑)

Diese Angaben sind nicht vollständig – beachten Sie bitte die Erläuterungen und Hinweise in Kapitel 2, S. 11 bis 16.

DICLOFENAC

NSAR

D. **Oral:** 3 × tgl. 50 mg oder 1 × tgl. 150 mg (Retard)
Rektal: 50–150 mg/d
Berechnet als Diclofenac-Na
Lokal: nur auf intakte Hautpartien auftragen, Berührung von Augen u. Schleimhäuten vermeiden, bei Venenentzündung nicht mit Druck einreiben

H. Bei starken Schmerzen bes. im Oberbauch und/ oder Schwarzfärbung des Stuhls sofort Arzt aufsuchen
AT: keine Kontaktlinsen tragen

KI. Kdr. < 14 J.; M/D-Ulcera; lokal: Kdr. < 6 J.
Selbstmedikation (lokal): Atemwegserkr., Schwangerschaft 1./2. Trimenon

NW. Kopfschmerzen (20–60 %), M/D-Ulcera (20–25 %), Benommenheit (g), Schwindel
AT: Verschwommenes Sehen (g)

WW. Weitere NSAR (NW.↑), Methotrexat (Tox.↑), Ciclosporin (Nephrotox.↑), Lithium↑, Glucocorticoide (Risiko M/D-Blutung↑), Diuretika↓, Antihypertonika↓

Diese Angaben sind nicht vollständig – beachten Sie bitte die Erläuterungen und Hinweise in Kapitel 2, S. 11 bis 16.

DIGITOXIN

Herzglykosid

A. In der Erhaltungstherapie regelmäßig und zu den gleichen Tageszeiten einnehmen

D. **Mittelschnelle Aufsättigung**:
3 Tage 0,2–0,3 mg/d
Erhaltungsdosis: 0,05–0,1 mg/d

H. Ärztliche Dosierung einhalten; geringe therapeutische Breite

KI. Vorsicht bei Leberfunktionsstör.

NW. Arrhythmien, Brechreiz, Kopfschmerzen u. Stör. d. Farbsehens (Gelb/Grün-Bereich) sind Zeichen einer Überdosierung (beobachtet bei 5–10 % der Patienten, bes. > 70 J., obgleich die Wirkstoffkonzentration im Serum im therapeutischen Bereich liegt)

WW. Laxanzien (Anthranoide, Bisacodyl, Natriumpicosulfat) erhöhen die Glykosidempfindlichkeit durch Hypokaliämie. Amiodaron (Di.↑), Propafenon (Di.↑), Calciumantagonisten vom Nifedipin- o. Verapamiltyp (Di.↑), Thiazid- u. Schleifendiuretika (Di.-Tox.↑), Colestyramin (Di.↓); keine i.v.-Gabe von Calciumpräp.

Diese Angaben sind nicht vollständig – beachten Sie bitte die Erläuterungen und Hinweise in Kapitel 2, S. 11 bis 16.

DIGOXIN

Herzglykosid

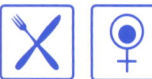

A. In der Erhaltungstherapie regelmäßig und zu den gleichen Tageszeiten einnehmen

D. **Mittelschnelle Aufsättigung:**
2 Tage 0,5–0,75 mg/d
Erhaltungsdosis: 0,25–0,375 mg/d

H. Ärztliche Dosierung einhalten; geringe therapeutische Breite

KI. Vorsicht bei fortgeschrittener Niereninsuffizienz; Komb. mit Johanniskraut

NW. Arrhythmien, Brechreiz, Kopfschmerzen u. Stör. d. Farbsehens (Gelb/Grün-Bereich) sind Zeichen einer Überdosierung (beobachtet bei 5–10 % der Patienten, bes. > 70 J., obgleich die Wirkstoffkonzentration im Serum im therapeutischen Bereich liegt)

WW. Laxanzien (Anthranoide, Bisacodyl, Natriumpicosulfat) erhöhen die Glykosidempfindlichkeit durch Hypokaliämie, Johanniskraut (Di.↓), Makrolidantibiotika (Di.↑), Amiodaron (Di.↑), Propafenon (Di.↑), Calciumantagonisten vom Nifedipin- o. Verapamiltyp (Di.↑), Thiazid- u. Schleifendiuretika (Di.-Tox.↑), Ciclosporin (Tox.↑), Colestyramin (Di.↓), Rifampicin (Di.↓); keine i.v.-Gabe von Calciumpräp.

Diese Angaben sind nicht vollständig – beachten Sie bitte die Erläuterungen und Hinweise in Kapitel 2, S. 11 bis 16.

DIHYDROCODEIN

Antitussivum, Analgetikum

D.   **Tbl.:** 1–3 × tgl. 10–40 mg
Retardformen: morgens u. abends
je 60–120 mg
(berechnet als Dihydrocodeinhydrogentartrat)

H.   Vorsicht bei Komb. mit Sekretolytika – Gefahr
des Sekretstaus; Abhängigkeitspotential bei längerer u. hochdosierter A.
Als Substitutionsmittel nur in anders nicht
behandelbaren Ausnahmefällen zugelassen

KI.   Kdr. < 1 J., Kdr. < 14 J. (Retardformen); Krank-
heitszustände, bei denen eine Dämpfung d.
Atemzentrums vermieden werden muss, z. B.
Asthma; Gabe vor der Geburt o. drohender
Fehlgeburt

NW.   **In der Einstellungsphase:** Übelkeit (h), Erbrechen (h); Obstipation (h), Somnolenz (h), Kopfschmerzen (h)

WW.   Alkohol↑ (Di.↑), Analgetika↑, zentraldämpfende AM, z. B. Antihistaminika u. Psychopharmaka (sedierende u. atemdepressive W.↑)

Diese Angaben sind nicht vollständig – beachten Sie bitte die
Erläuterungen und Hinweise in Kapitel 2, S. 11 bis 16.

DIHYDROERGOTAMIN

Antihypotonikum, Partieller α-Rezeptorenblocker u. -agonist

D. 2 × tgl. 2,5 mg oder 3 × tgl. 2 mg oder 1 × tgl. 5 mg (Retard)
Berechnet als Dihydroergotaminmesilat

H. Nach sechsmonatiger A. längere Einnahmepause notwendig, Gefahr d. Ergotismus (große individuelle Empfindlichkeitsunterschiede)

KI. Schwere L/N-Funktionsstör., schwere Koronarinsuffizienz, periphere arterielle Durchblutungsstör., Komb. mit Sumatriptan u. Zomitriptan

NW. **In der Einstellungsphase:** Kopfschmerzen (g) u. Schwindel (g); periphere Mangeldurchblutung, Erbrechen

WW. Makrolid-Antibiotika (Di.↑), Tetracycline (Di.↑), Glyceroltrinitrat (Di.↑), Sumatriptan u. Zolmitriptan (Gefahr von Koronarspasmen↑) – Triptan frühestens 24 h nach Di. bzw. Di. frühestens 6 h nach Triptan anwenden

Diese Angaben sind nicht vollständig – beachten Sie bitte die Erläuterungen und Hinweise in Kapitel 2, S. 11 bis 16.

DILTIAZEM

Calciumantagonist

A. Regelmäßige Einnahme

D. 2 × tgl. 30–180 mg Diltiazem-HCl

H. Nicht ohne ärztl. Rat absetzen

KI. Akuter Herzinfarkt, Herzinsuffizienz (NYHA III – IV); Vorsicht bei Bradykardie (< 50/min) u. bei Hypotonie (systolisch < 90 mmHg)

NW. Kopfschmerzen, Obstipation, Schwindel, Bein-ödeme (g)

WW. Magnesiumpräp. (Di.↑), Herzglykoside↑, Cimetidin (Di.↑); Antihypertonika – z. B. Diuretika u. β-Blocker u. Nitropräp. u. Molsido-min (verstärkte Blutdrucksenkung); Antiarr-hythmika – z. B. β-Blocker u. Amiodaron (AV-Block, Cardiodepression); Ciclosporin (Plasma-Konz.↑), Rifampicin (Di.-Plasma-Konz.↓)

Diese Angaben sind nicht vollständig – beachten Sie bitte die Erläuterungen und Hinweise in Kapitel 2, S. 11 bis 16.

DIMENHYDRINAT

Antiemetikum, H$_1$-Antihistaminikum

D. **Oral:** 3 × tgl. 50–100 mg o. 2 × tgl. 150 mg (Retard)
Rektal: Erw.: 1–3 × tgl. 150 mg, Kdr. 1–3 J.: 40–80 mg/d, Kdr. 3–6 J.: 80–120 mg/d, Kdr. 6–16 J.: 120–160 mg/d

H. Bei Kdrn. exakt dosieren (zentr. Erregung mgl.) Langzeitanwendung in der Schwangerschaft vermeiden, keine A. kurz vor der Entbindung (vorzeitige Wehenauslösung)

KI. Frühgeborene (Supp.), Kdr. < 6 J. (Tbl.), Kdr. < 10 J. (Retardformen); Epilepsie, Blasenentleerungsstör., Engwinkelglaukom, Komb. mit Aminoglykosid-Antibiotika

NW. Müdigkeit (h), Erregung u. Unruhe (g), M/D-Beschw. u. Obstipation (g)

WW. Alkohol↑ (Di.↑), zentraldämpfende AM↑ (Di.↑), tricyclische Antidepressiva (anticholinerge NW.↑), Antihypertonika↑, Aminoglykosid-Antibiotika (ototox. NW. können verschleiert werden)

Diese Angaben sind nicht vollständig – beachten Sie bitte die Erläuterungen und Hinweise in Kapitel 2, S. 11 bis 16.

DIMETICON

Karminativum, Hautschutz

A. **Tbl./Kps.:** bei Bedarf auch vor dem Schlafengehen einnehmen; Tbl. zerkauen
Spray: gefährdete Stellen besprühen bis ein
geschlossener Film entsteht; Sprühabstand von
15–20 cm einhalten (sonst Kältereizungen der
Haut mgl.)

H. **Tbl./Kps.:** blähendes Gemüse meiden, ballaststoffreiche Kost bevorzugen
Spray: bei Sgl. Gesicht abdecken

Diese Angaben sind nicht vollständig – beachten Sie bitte die
Erläuterungen und Hinweise in Kapitel 2, S. 11 bis 16.

DIMETINDEN

H$_1$-Antihistaminikum

A. REK zwischen Abendessen u. Schlafengehen einnehmen

D. **Kdr. > 3 J.:** 3 × tgl. 1 mg
Erw.: 3 × tgl. 1–2 mg oder 1 × tgl. 4 mg (Retard)
Berechnet als Dimetindenmaleat

KI. Kdr. < 3 J. (Drg.), Kdr. < 6 J. (Retard); Engwinkelglaukom, Prostataadenom
Gel: A. auf großen o. entzündeten Hautflächen

NW. Mundtrockenheit (g), Müdigkeit (g), Schwindel, Miktionsstör.

WW. Alkohol↑ (Di.↑), zentraldämpfende AM↑ (Di.↑), Anticholinergika u. tricyclische Antidepressiva (Glaukomauslösung mgl.)

Diese Angaben sind nicht vollständig – beachten Sie bitte die Erläuterungen und Hinweise in Kapitel 2, S. 11 bis 16.

DIPHENHYDRAMIN

Sedativum, Antiemetikum, H$_1$-Antihistaminikum

D.   **Hypnotikum:** 15–30 min vor dem Schlafenge-
hen 50 mg o. bei nächtlichem Erwachen 50 mg
Antiemetikum: oral/rektal 1–3 × tgl. 50 mg
Berechnet als Diphenhydramin-HCl

H.   Cave zentrale Erregung bei Kdrn.

KI.   Kdr. < 1 J.; akutes Asthma, Engwinkelglaukom,
Prostataadenom

NW.   Mundtrockenheit (g), Müdigkeit (g), Schwindel,
Miktionsstör. (g)

WW.   Alkohol↑ (Di.↑), zentraldämpfende AM↑
(Di.↑), Anticholinergika u. tricyclische Antidepressiva (Glaukomauslösung mgl.)

Diese Angaben sind nicht vollständig – beachten Sie bitte die
Erläuterungen und Hinweise in Kapitel 2, S. 11 bis 16.

DISULFIRAM

Alkoholentwöhnungsmittel

A. In der Erhaltungstherapie regelmäßige Einnahme, aufgelöst bzw. aufgeschwemmt, 1 × tgl. morgens o. bei Müdigkeit (durch Disulfiram) vor dem Schlafengehen

D. 3-tägige individuelle Einstellung (max. ED 0,5 g, max. TD 1,5 g); ab 4. Tag 0,2–0,4 g/d (max. 0,5 g/d)

H. Alkohol in jeder Form ist zu meiden. Pat. muss über das Risiko einer Disulfiram-Alkohol-Reaktion (mit Gesichtsrötung, Hitzegefühl, Nausea, Kopfschmerzen, Beschleunigung von Atmung u. Puls, Angstgefühl, Blutdruckabfall sowie mgl. Schock mit Lähmungen u. Todesfolge) eindringlich informiert werden, W. kann bis 14 d nach der letzten Einnahme anhalten.
Die Verabreichung des AM ohne Wissen des Alkoholkranken ist eine strafbare Handlung.

KI. Schwere L/N-Funktionsstör., Herzerkr. (schwere Koronarsklerose, Zustand nach Infarkt), Hypertonie, zerebrale Durchblutungsstör., Thyreotoxikose, floride M/D-Ulcera

NW. Schweregefühl im Kopf u. diffuse Oberbauchbeschw. (bei etwa 10%), Müdigkeit, unangenehmer Mund- o. Körpergeruch, Blutdruckabfall; b. Verdacht auf Lactatazidose (ss) mit M/D-Beschw., Hyperventilation, Schwächegefühl, Müdigkeit – Therapie sofort abbrechen u. Arzt aufsuchen

WW. Alkohol (Disulfiram-Alkohol-Reaktion s. oben, ab 3 g), Antihistaminika u. Neuroleptika u. Tranquilizer (Di.↓); Di. hemmt Abbau von Phenytoin u. oralen Antikoagulanzien u. Diazepam u. Chlordiazepoxid; Isoniazid u. Metronidazol (Psychose-Risiko↑); Metformin (Lactatazidose-Risiko↑)

Diese Angaben sind nicht vollständig – beachten Sie bitte die Erläuterungen und Hinweise in Kapitel 2, S. 11 bis 16.

DORZOLAMID

Glaukommittel, Carboanhydrasehemmer

A. Regelmäßige A., Langzeittherapie; bei A. mehrerer AT sollte im Abstand von 10 min appliziert werden

D. **AT: Monotherapie:** 3 × tgl. 1 Tr. (2 %ige Lsg.)
Komb. mit topischen β-Blockern: 2 × tgl. 1 Tr.

H. Keine weichen Kontaktlinsen tragen

KI. Schwere Nierenfunktionsstör.

NW. Konjunktivitis, Lidreaktionen

Diese Angaben sind nicht vollständig – beachten Sie bitte die Erläuterungen und Hinweise in Kapitel 2, S. 11 bis 16.

DOXAZOSIN

Antihypertonikum, peripherer α_1-Rezeptorenblocker

A. Bei Neueinstellung/Dosissteigerung o. nach Therapieunterbrechung erste Dosis vor d. Schlafengehen o. nach der Einnahme hinlegen, regelmäßige Einnahme

D. Einschleichend
Initial: 1 × tgl. 1 mg
Erhaltungsdosis: 2–4 mg/d, max. 16 mg/d
PP-Tbl.: 1 × tgl. 4–8 mg; nicht kauen, teilen o. zerstoßen; Tbl.-Hülle wird unverändert ausgeschieden

H. Nicht ohne ärztlichen Rat absetzen; Blutdruckmessung im Sitzen u. Stehen

KI. Kdr. <12 J.; mech. bedingte Herzinsuffizienz (z.B. Mitralstenose); Vorsicht bei schweren L/N-Funktionsstör.

NW. Kopfschmerzen, Müdigkeit o. Abgeschlagenheit, Schwindel, orthostatische Dysregulation, Sehstör.(s)

WW. Weitere Blutdruck senkende AM (verstärkter Blutdruckabfall mgl.)

Diese Angaben sind nicht vollständig – beachten Sie bitte die Erläuterungen und Hinweise in Kapitel 2, S. 11 bis 16.

DOXEPIN

Tricyclisches Antidepressivum

D. Ein- und ausschleichende D. erforderlich; max. 75–150 mg/d Doxepin-HCl, bei Patienten > 60 J. vorsichtig dosieren

H. Antidepressive W. setzt erst nach 2–3 Wo. ein, Sedation und anticholinerge NW. stellen sich sofort ein

KI. Erregungsleitungsstör. am Herzen, Komb. mit irreversiblem MAO-Hemmer Tranylcypromin (14 d Behandlungspause), akute Intoxikationen mit zentraldämpfenden AM u. Alkohol, akute Delirien, Engwinkelglaukom

NW. Müdigkeit, Obstipation, Mundtrockenheit, Akkommodationsstör., Blasenentleerungsstör., Herzrhythmusstör.

WW. Alkohol↑ (Do.↑), zentraldämpfende AM↑, Johanniskraut (Do.↓), Sympathomimetika↑, Clonidin↓, Anticholinergika↑; β-Blocker u. Calciumantagonisten u. Nitrate (verstärkte Blutdrucksenkung); Herzglykoside u. Antiarrhythmika (Gefahr von Rhythmusstör.↑), irreversibler MAO-Hemmer Tranylcypromin (schwere NW.)

Diese Angaben sind nicht vollständig – beachten Sie bitte die Erläuterungen und Hinweise in Kapitel 2, S. 11 bis 16.

DOXYCYCLIN

Antibiotikum, Tetracyclin

A. Einnahme in aufrechter Haltung (Sitzen o. Stehen), bes. bei großen Kps./Tbl.

D. Allgem. am 1. Tag: 200 mg, ab 2. Tag: 100 mg/d

H. Therapie nicht vorzeitig abbrechen. Harnzucker- u. Harneiweißtest können gestört sein

KI. Kdr. < 8 J. o. Kdr. < 50 kg KG; schwere Leberfunktionsstör.

NW. M/D-Beschw.; bei lang anhaltenden, schweren Durchfällen Arzt aufsuchen; phototoxische Reakt.

WW. Milch u. Milchprodukte u. aluminium-, calcium-, magnesiumhaltige AM u. Antacida u. Eisenpräp. u. medizin. Kohle-Abstand von 2 h halten; orale Kontrazeptiva↓, Ciclosporin A (Tox.↑), Methotrexat (Tox.↑), Sulfonylharnstoff-Antidiabetika↑, orale Antikoagulanzien↑, Barbiturate u. Antiepileptika (Do.↓), Rifampicin (Do.↓), Penicilline (antagonistischer Effekt)

Diese Angaben sind nicht vollständig – beachten Sie bitte die Erläuterungen und Hinweise in Kapitel 2, S. 11 bis 16.

DOXYLAMIN

Sedativum, H$_1$-Antihistaminikum

D. Als Schlafmittel 1/2 –1 h vor dem Schlafengehen 25–50 mg Doxylaminsuccinat

H. Cave: zentrale Erregung bei Kdrn.

KI. Sgl. < 6 Mon. (Sirup), Kdr. < 20 kg KG
(Kps.,Tbl.); Engwinkelglaukom, Prostataadenom

NW. Zentralnervöse Beschw. (Schwindel, Reizbarkeit), M/D-Beschw., Mundtrockenheit,
Miktionsbeschw.

WW. Alkohol↑ (Do.↑), zentraldämpfende AM↑
(Do.↑)

Diese Angaben sind nicht vollständig – beachten Sie bitte die
Erläuterungen und Hinweise in Kapitel 2, S. 11 bis 16.

ECONAZOL

Antimykotikum

A. **Creme/Lotio:** schütteln u. 2 × tgl. nach dem Waschen kräftig einreiben; bei Nagelinfektion betroffene Nägel kurz schneiden und kräftig einreiben
Spray/Puder: 2–3 × tgl. aus 20 cm Entfernung 1–2 s behandeln
Lsg.: Nach d. Duschen u./o. d. Haarwäsche 3–5 min auf nassem Körper u./o. nasser Kopfhaut einreiben (an 3 aufeinanderfolgenden Tagen); der Schaum soll antrocknen, über Nacht wirken u. am nächsten Morgen ausgespült werden
Ovula: 1 × tgl. abends (1/3/6 Tage) vor dem Schlafengehen, im Liegen tief einführen

D. **Extern:** 1 %
Ovula: 1 × tgl. 50 mg für 6 d oder 1 × tgl. 150 mg für 1 d bzw. 3 d
Berechnet als Econazolnitrat

H. Augen schützen
Cr./Lot./Spray/Puder: Behandlung fortführen bis zur vollständigen Remission der Hautveränderungen bzw. bis ein neuer Nagel nachwächst; bei A. im Genitalbereich kann es wegen der Hilfsstoffe zur Beeinträchtigung der Sicherheit von Kondomen kommen

Diese Angaben sind nicht vollständig – beachten Sie bitte die Erläuterungen und Hinweise in Kapitel 2, S. 11 bis 16.

EISEN(II)-SALZE

Mineralstoff

A. Nur bei M/D-Beschw. nach d. Essen einnehmen; bevorzugte Einnahme am Morgen

D. 50–200 mg/d Eisen(II)

H. Vegetarische Kost, schwarzer Tee, Kaffee u.
Milch beeinträchtigen d. Eisen-Resorpt.; eine
Dunkelfärbung d. Stuhls ist harmlos

KI. Eisenkumulation bzw. -verwertungsstör.

NW. M/D-Beschw. (g), Obstipation (g), Metall-
geschmack

WW. Antacida (Eisen↓) u. Tetracycline↓ (Eisen↓) u.
Gyrasehemmer↓ u. Colestyramin (Eisen↓) u.
Levodopa↓ u. Methyldopa↓ – 2 h Abstand
halten

Diese Angaben sind nicht vollständig – beachten Sie bitte die
Erläuterungen und Hinweise in Kapitel 2, S. 11 bis 16.

ERYTHROMYCIN

Makrolidantibiotikum

A. Regelmäßige Einnahme; Granulat in Wasser, Frucht-
saft o. Tee auflösen
Externe Lsg./Gel: morgens u. abends nach der Reini-
gung dünn auf die befallenen Hautstellen auftragen

D. Allgem. 1,5–2 g/d in 2–3 (–4) ED , max. 4 g/d
Sgl./Kdr. < 8 J.: 30 (–50) mg/kg KG in 2–4 ED
Kdr. 8–14 J.: 1–1,5 (–2) g/d in 2–3 (–4) ED
Externe Lsg./Gel: 4 % über 4 Wo., dann 2 %; bis zu 3
Mon.

H. Therapie nicht vorzeitig abbrechen; Saft ist vor jeder
A. kräftig zu schütteln, begrenzt haltbar u. kühl aufzubewahren; mgl. Kreuzresistenz u. Kreuzallergie mit
anderen Makrolidantibiotika beachten

KI. Komb. mit Mizolastin o. Terfenadin

NW. M/D-Beschw. (g); bei lang anhaltenden, schweren
Durchfällen Arzt aufsuchen

WW. Mizolastin u. Terfenadin (Herzrhythmusstör.↑),
Carbamazepin↑, Valproinsäure↑, Phenytoin↑,
Theophyllin↑, orale Antikoagulanzien↑, Dihydro-
ergotamin u. nicht hydrierte Mutterkornalkaloide
(Vasokonstriktion↑), Ciclosporin (Nephrotox.↑),
Triazolam↑, Midazolam↑, Digoxin↑, Sildenafil
(Plasmaspiegel↑), CSE-Hemmer (Myopathierisiko↑)

Diese Angaben sind nicht vollständig – beachten Sie bitte die
Erläuterungen und Hinweise in Kapitel 2, S. 11 bis 16.

ESTRADIOL

Estrogen

A. TTS: Auf eine saubere, trockene, fettfreie u. unverletzte Hautpartie kleben; Applikation des Pflasters nicht wieder auf die gleiche Hautpartie

D. **Oral:** 1–4 mg/d
TTS: 1 bzw. 2 × wöchentlich 1 Membranpflaster (0,025–0,1 mg/24h); zur Behandlung klimakterischer Beschw. u. zur Osteoporose-Prophylaxe nur unter zyklischer oder gleichzeitiger Gabe von Gestagenen (außer nach Hysterektomie)

H. Absetzen bei erstmaligen migräneartigen o. ungewöhnlich starken Kopfschmerzen, plötzlichen Seh- u. Hörstör., Anzeichen von Venenerkr. o. thromboembolischen Prozessen, Gelbsucht, starkem Blutdruckanstieg, bei Immobilisation nach Unfällen, längerer Bettlägerigkeit o. vor geplanten Operationen; Rauchen erhöht d. Thrombose-Risiko

KI. Thrombosen, schwere Leberfunktionsstör., schwerer Diabetes, Fettstoffwechselstör., schwer einstellbarer Bluthochdruck; maligne, hormonabhängige Tumore

NW. Zwischenblutungen (h), Spannungsgefühl in den Brüsten (g), M/D-Beschw. (g), Kopfschmerzen (g), Pigmentveränderungen (g), Ödeme

WW. Antikoagulanzien↓, Antidiabetika (Veränderung d. KH-Toleranz), Barbiturate (E.↓), Antiepileptika (E.↓), Antibiotika (E.↓)

Diese Angaben sind nicht vollständig – beachten Sie bitte die Erläuterungen und Hinweise in Kapitel 2, S. 11 bis 16.

ESTRADIOL/NORETHISTERON

Estrogen/Gestagen-Komb.

A.   TTS: Auf eine saubere, trockene, fettfreie u. unverletzte Hautpartie kleben, Applikation des Pflasters nicht wieder auf die gleiche Hautpartie

D.   **TTS:** 2 Wo. 2 × wöchentl. Estradiol-Membran-Pflaster, danach 2 Wo. 2 × wöchentl. Estradiol/Norethisteron-Membran-Pflaster, unabhängig von Blutungsdauer
Tbl. (Estradiol 2 mg/Norethisteronacetat 1 mg): durchgehend einnehmen

H.   Absetzen bei erstmaligen migräneartigen o. ungewöhnlich starken Kopfschmerzen, plötzlichen Seh- u. Hörstör., Anzeichen von Venenerkr. o. thromboembolischen Prozessen, Gelbsucht, starkem Blutdruckanstieg sowie bei Immobilisation nach Unfällen, längerer Bettlägerigkeit o. vor geplanten Operationen; Rauchen erhöht d. Thrombose-Risiko

KI.   Thrombosen, schwere Leberfunktionsstör., Diabetes, Fettstoffwechselstör., Hypertonie; maligne, hormonabhängige Tumore

NW.   Schmier- u. Durchbruchsblutung (h), Spannungsgefühl in den Brüsten (h), Dysmenorrhoe, Ödeme, M/D-Beschw. (g)

WW.   Antikoagulanzien↓; Antidiabetika (Veränderung d. KH-Toleranz); Barbiturate (E./N.↓); Antiepileptika (z.B. Hydantoine, Primidon, Carbamazepin) (E./N.↓); Antibiotika (z.B. Ampicillin, Tetracycline) (E./N.↓)

Diese Angaben sind nicht vollständig – beachten Sie bitte die Erläuterungen und Hinweise in Kapitel 2, S. 11 bis 16.

ESTRIOL

Estrogen

D. **Oral:** 1 × tgl. 1–4 mg, bei Überschreitung dieser D. oder Verteilung der TD auf zwei oder mehrere Einnahmen ist nach spätestens 3 Mon. für 10–14 d gleichzeitig ein Gestagen anzuwenden (außer nach Hysterektomie)

H. Absetzen bei erstmaligen migräneartigen o. ungewöhnlich starken Kopfschmerzen, plötzlichen Seh- u. Hörstör., Anzeichen von Venenerkr. u. thromboembolischen Prozessen, Gelbsucht, starkem Blutdruckanstieg sowie bei Immobilisation nach Unfällen, längerer Bettlägerigkeit o. vor geplanten Operationen; Rauchen erhöht d. Thrombose-Risiko

KI. Thrombosen, schwere Leberfunktionsstör., Fettstoffwechselstör., Bluthochdruck; maligne, hormonabhängige Tumore

NW. Schmierblutungen (g), Spannungsgefühl in den Brüsten (g), M/D-Beschw. (g), Ödeme (g), Pigmentveränderungen (g), Kopfschmerzen (g)

WW. Antikoagulanzien↓, Antidiabetika (Veränderung d. KH-Toleranz), Barbiturate (E.↓), Antiepileptika (E.↓), Antibiotika (z. B. Ampicillin) (E.↓)

Diese Angaben sind nicht vollständig – beachten Sie bitte die Erläuterungen und Hinweise in Kapitel 2, S. 11 bis 16.

ETILEFRIN

Antihypotonikum, α, β-Sympathomimetikum

A. Bei Einnahme nach 16 Uhr Einschlafstör. mgl.

D. 3 × tgl. 5–10 mg oder 1–2 × tgl. 25 mg (Retard)
Berechnet als +/– Etilefrin-HCl

H. In der Selbstmedikation nicht bei Hypertonie
anwenden; bei langfristiger Gabe kann es bei
mit Antidiabetika eingestellten Diabetikern zur
Erhöhung d. Blutzuckerwerte kommen

KI. Prostatahypertrophie, KHK, Herzrhythmusstör.,
Hyperthyreose, Engwinkelglaukom; strenge
Indikationsstellung im II. u. III. Trimenon der
Schwangerschaft

NW. Herzrhythmusstör., Kopfschmerzen, Muskeltremor, Unruhe

WW. Appetitzügler (wechselseitige Toxizitätssteigerung), Antihistaminika (E.↑), α- u. β-Blocker
(Blutdruck wird unkontrollierbar), Herzglykoside (Herzrhythmusstör.)

Diese Angaben sind nicht vollständig – beachten Sie bitte die
Erläuterungen und Hinweise in Kapitel 2, S. 11 bis 16.

FAMCICLOVIR

Virustatikum

D. 2–3 × tgl. 250 mg (regelmäßig alle 8 h einnehmen); Behandlungsdauer von 5 d einhalten;
Frühbehandlung des rezidivierenden Herpes
genitalis: 2 × tgl. 125 mg über 5 d; bei eingeschränkter Nierenfunktion Dosis reduzieren

KI. Kdr. u. Jgl.

NW. Kopfschmerz (h), Übelkeit (g), Fieber

Diese Angaben sind nicht vollständig – beachten Sie bitte die
Erläuterungen und Hinweise in Kapitel 2, S. 11 bis 16.

FAMOTIDIN

Magensäuresekretionshemmer, H$_2$-Rezeptorenblocker

D.   **Akuttherapie:** abends 40 mg
       Rezidivprophylaxe: abends 20 mg
       Selbstmedikation: 1 × tgl. 10 mg, max. 2 × tgl. 10 mg über 14 d

H.   Alkohol u. Nikotin meiden; Kaffee, stark gewürzte Speisen, spätes u./o. umfangreiches Abendessen u. Übergewicht können Beschw. verstärken; bei Sodbrennen keine schweren Lasten heben
       Bei Beschw., die über 14 d fortbestehen, bzw. mit Gewichtsverlust einhergehen, Arzt aufsuchen (Selbstmedikation)

KI.   Kdr.< 10 J.; **Selbstmedikation:** Kdr. u. Jgl.<16 J., Vorsicht bei L/N-Funktionsstör.

NW. Kopfschmerzen (g), Schwindel (g), M/D-Beschw. (g)

WW. Ketoconazol u. Itraconazol – 2 h Abstand halten

Diese Angaben sind nicht vollständig – beachten Sie bitte die Erläuterungen und Hinweise in Kapitel 2, S. 11 bis 16.

FELODIPIN

Calciumantagonist

A. Regelmäßige Einnahme

D. Morgens 5 mg, frühestens nach 2 Wo. auf morgens 10 mg erhöhen; bei Patienten > 65 J. Therapie mit morgens 2,5 mg beginnen

H. Nicht ohne ärztlichen Rat absetzen; nicht mit Grapefruitsaft einnehmen

KI. Kdr. u. Jgl. < 16 J.; akuter Herzinfarkt innerhalb der ersten 4 Wo., instabile Angina pectoris, Herzinsuffizienz (NYHA III u. IV), Schlaganfall innerhalb der letzten 6 Mon., schwere L/N-Funktionsstör.

NW. Flush (h), Erythem, Kopfschmerz (h), Knöchelödeme (g), Tachykardie (g); anfängliche Verschlechterung der Angina pectoris mgl.

WW. Cimetidin (F.↑), Herzglykoside↑, Erythromycin (F.↑); Diuretika u. β-Blocker u. Nitropräp. u. Molsidomin (verstärkte Blutdrucksenkung mgl.); Phenobarbital u. Phenytoin u. Carbamazepin (F.↓)

Diese Angaben sind nicht vollständig – beachten Sie bitte die Erläuterungen und Hinweise in Kapitel 2, S. 11 bis 16.

FENDILIN

Calciumantagonist

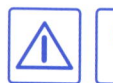

A.   Regelmäßige Einnahme

D.   2–3 × tgl. 50–75 mg oder 2 × tgl. 100 mg
Berechnet als Fendilin-HCl

KI.   Herzinsuffizienz (NYHA III u. IV)

NW.   Schwindel, Unruhe, Kopfschmerzen

Diese Angaben sind nicht vollständig – beachten Sie bitte die
Erläuterungen und Hinweise in Kapitel 2, S. 11 bis 16.

FENOFIBRAT

Lipidsenker

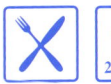

D. 2–3 × tgl. 100 mg oder 1 × tgl. 250 mg (Retard)

H. Langfristige, regelmäßige Einnahme sowie cholesterinarme Diät erforderlich; bei Muskelschmerzen u. Muskelschwäche Arzt aufsuchen

KI. Schwere L/N-Funktionsstör., Gallenblasenerkr.
mit u. ohne Gallensteine

NW. Vorübergehende M/D-Beschw. (h), Obstipation
(g), Hautreakt., Muskelschmerzen o. Muskelschwäche (s)

WW. Orale Antikoagulanzien↑, Sulfonylharnstoff-
Antidiabetika↑, andere Lipidsenker (Myo-
pathie-Risiko↑), Ciclosporin (Nierenfunktionsstör.); Orlistat (Komb. nicht empfohlen, da
Mangel an Daten)

Diese Angaben sind nicht vollständig – beachten Sie bitte die
Erläuterungen und Hinweise in Kapitel 2, S. 11 bis 16.

FENOTEROL

Broncholytikum, β_2-Sympathomimetikum

D. **DA:** bei Bedarf 1–2 Hübe, bei nicht ausreichender W. weiterer Hub 5 min später, weitere Hübe
frühestens nach 3 h, max. 8 Hübe/d, bei ansteigendem Bedarf ist wegen der Gefahr einer Exazerbation des Asthmas der Arzt aufzusuchen
Oral: 4–8 × tgl. 5 mg Fenoterol-HBr (Wehenhemmung)

H. Bei Diabetikern engmaschige Blutzucker-Kon-
trolle; Kps. sind zum Inhalieren bestimmt
Während der Schwangerschaft inhalative A. als
Broncholytikum bevorzugen

KI. Akuter Herzinfarkt, Vorsicht bei schwerer
Hyperthyreose

NW. (h/g) (dosisabhängig u. meistens in der Einstellungsphase): Unruhe, Palpitationen, Tremor, Tachykardie, Blutzuckersteigerung, -sen-
kung

WW. Antidiabetika↓; β-Sympathomimetika u. Theophyllin u. Anticholinergika (W. u. NW. von
Fenoterol↑); β-Blocker (F.↓, Bronchospasmen
mgl.), MAO-Hemmer u. tricyclische Antidepressiva (F.-NW.↑)

Diese Angaben sind nicht vollständig – beachten Sie bitte die
Erläuterungen und Hinweise in Kapitel 2, S. 11 bis 16.

FENTANYL

Opioidanalgetikum

A. TTS nach Entfernen der Schutzfolie auf ein sauberes, trockenes, unbehaartes (ggf. Haare abschneiden, nicht rasieren), gesundes Hautareal am Oberkörper kleben; direkten Kontakt mit Seife meiden; Applikation des Pflasters erst wieder nach 7 d auf die gleiche Hautstelle; Pflaster nicht zerschneiden

D. **TTS:** individuell, schrittweise Dosisanpassung; 25–100 µg/h TTS-Wechsel allgem. nach 72 h , jedoch nicht eher als 48 h

H. **TTS:** Bes. geschützt aufbewahren u. nach Gebrauch mit den Klebeflächen aneinandergeklebt entsorgen (die im TTS verbleibende Dosis reicht für Nichtgewöhnte zum Exitus). Fieber u. äußere Wärmeeinwirkung (z. B. Heizkissen, längere Vollbäder, auch Sonnenbäder) erhöhen die F.-Blutkonz. Bei eingeschränkter Atemtätigkeit (Überdosierung) Pflaster entfernen, Patient wach halten, zum Atmen auffordern u. Notarzt rufen! Nach Gabe von F. 24 h nicht stillen. Cave Abhängigkeit, Entzugssyndrom

KI. **TTS:** kurzfristige Schmerzzustände, bradykarde Rhythmusstör., schwer beeinträchtigte ZNS-Fkt.; Vorsicht bei Krankheitszuständen, bei denen eine Dämpfung des Atemzentrums vermieden werden muss

NW. **TTS:** Somnolenz (h), Übelkeit (h), Erbrechen (h), Schwitzen (h), Obstipation (h); (dosisabhängig) Atemdepression (g), Hautreakt. (g), Harnverhaltung (g), Halluzinationen (g), Angst (g), Depressionen (g), Sprachstör. (g), Tremor (g)

WW. **TTS:** Alkohol u. zentraldämpfende AM (Sedierung↑, F.-NW.↑ - bei Komb. Dosisreduktion erforderlich); MAO-Hemmer (wechselseitige Toxizitätssteigerung); Pentazocin u. Buprenophin (Entzugserscheinungen mgl.)

Diese Angaben sind nicht vollständig – beachten Sie bitte die Erläuterungen und Hinweise in Kapitel 2, S. 11 bis 16.

FEXOFENADIN

Antihistaminikum

D. 1 × tgl. 120–180 mg/d Fexofenadin-HCl

KI. Kdr. < 12 J.; Stillzeit

NW. Kopfschmerzen (g), Schläfrigkeit (g), Schwindel (g), Übelkeit (g); bei Auftreten von Schwindel o. Herzklopfen F. absetzen und Arzt aufsuchen

WW. Aluminium-/Magnesiumhydroxid-haltige Antacida (F.↓) – 2 h Abstand halten

Diese Angaben sind nicht vollständig – beachten Sie bitte die Erläuterungen und Hinweise in Kapitel 2, S. 11 bis 16.

FINASTERID

Mittel bei androgenetischer Alopezie u. benigner Prostata-hyperplasie (BPH), 5-α-Reduktasehemmer

---

A.   **Alopezie:** Eine regelmäßige Anwendung wird empfohlen, um den Nutzen aufrecht zu erhalten
BPH: Die Behandlung sollte in Abstimmung mit einem Urologen begonnen werden. Wenn nach 6–12 Mon. keine Besserung eintritt, sollte d. Therapie abgebrochen werden

D.   **Alopezie:** 1 × tgl. 1 mg
BPH: 1 × tgl. 5 mg

H.   Tabl. nicht zerbrechen o. zerkleinern! Zerbrochene o. zerkleinerte Tabl. sollten von Frauen, wenn sie schwanger sind o. sein könnten, nicht berühren werden
Stör. d. PSA-Tests mgl.

KI.   Frauen, Kdr.; Leberfunktionsstör.

NW.   **TD 1 mg:** Impotenz (s), verminderte Libido (s), vermindertes Ejakulatvolumen (s)
TD 5 mg: Impotenz (g), verminderte Libido (g), vermindertes Ejakulatvolumen (g)

Diese Angaben sind nicht vollständig – beachten Sie bitte die Erläuterungen und Hinweise in Kapitel 2, S. 11 bis 16.

FLUCONAZOL

Antimykotikum

D. 50–400 mg/d

H. Dosis u. Therapiedauer sind vom Arzt konkret festzulegen, sind diese nicht bekannt, ist eine Rückfrage zwingend

KI. Kdr. < 1 J., Vorsicht bei Kdr. u. Jgl. < 16 J.; Komb. mit Mizolastin u. Terfenadin, Leberfunktionsstör.

NW. Kopfschmerzen (h), Hautausschlag (g), Abdominalschmerzen (g)

WW. Ciclosporin A (Tox.↑), Cumarin-Antikoagulanzien↑, Phenytoin↑, Sulfonylharnstoff-Antidiabetika↑; Mizolastin u. Terfenadin (Herzrhythmusstör.); CSE-Hemmer (Myopathie-Risiko↑)

Diese Angaben sind nicht vollständig – beachten Sie bitte die Erläuterungen und Hinweise in Kapitel 2, S. 11 bis 16.

FLUMETASON

Halogeniertes Glucocorticoid

A. Nur lokale A.; bei Kdrn. nur kurzfristig u. klein-flächig anwenden; nicht am Auge o. auf Schleimhäuten
Lsg.: zunächst 1 Tr., nach Verdunsten d. Lösungsmittels Vorgang 1–2 × wiederholen
Creme/Salbe: dünn auftragen u. leicht einreiben

D. Therapie chron. Erkrankungen ausschleichend beenden

H. **Creme/Salbe:** Bei A. im Genitalbereich kann es wegen der Hilfsstoffe zur Beeinträchtigung der Sicherheit von Kondomen kommen. Bei groß-flächiger A. in hoher Konz. NW. u. WW. (s. Glu-cocorticoide) beachten

KI. Infektionen (Bakterien, Viren, Pilze), Vakzina-tionsreakt.

NW. Nach Langzeit-A.: Hautatrophien, Striae, Tele-angiektasien, Steroidakne, Hypertrichosis sowie syst. NW. mgl.

Diese Angaben sind nicht vollständig – beachten Sie bitte die Erläuterungen und Hinweise in Kapitel 2, S. 11 bis 16.

FLUNITRAZEPAM

Hypnotikum; Benzodiazepin

D. 0,5–1 mg abends (max. 2 mg)

H. Überhangeffekte am Morgen nach abendlicher Gabe mgl.
Cave: Abhängigkeit, Entzugssyndrom

KI. Kdr. u. Jgl. (Ausnahmen vgl. Fachliteratur); AM-, Drogen-, Alkoholabhängigkeit

NW. Müdigkeit (h), Konzentrationsschwäche (h)

WW. Alkohol↑ (F.↑), zentralwirksame AM↑ (auch Dextromethorphan u. Antiallergika, z. B. Diphenhydramin), Cimetidin (F.↑), Muskelrelaxanzien↑, Methotrexat (Tox.↑)

Diese Angaben sind nicht vollständig – beachten Sie bitte die Erläuterungen und Hinweise in Kapitel 2, S. 11 bis 16.

FLUOXETIN

Antidepressivum, Serotoninwiederaufnahmehemmer

D. 20 mg/d, max. 80 mg/d; bei älteren Patienten max. 60 mg/d

H. Bei Hautausschlag o. grippeähnlichen Beschw. AM absetzen (lebensbedrohliche Reakt. mgl.); lange HWZ beachten
Wirkungsbeginn nach 1–4-wöchiger Therapie

KI. Kdr. u. Jgl.; Komb. mit MAO-Hemmern: Tranylcypromin, Selegilin, Moclobemid (2 Wo. vor u. 5 Wo. nach F.-Einnahme keine MAO-Hemmer einsetzen); Tryptophan

NW. M/D-Beschw. (Brechreiz, Durchfall) (h), zentralnervöse Stör. (Erregung, Angstzustände) (h), Appetitlosigkeit (h), Gewichtsabnahme (h)

WW. Alkohol↑ (F.↑), Johanniskraut (F.↓), Tryptophan (F.-NW.↑), MAO-Hemmer (tödlich verlaufende WW. mgl.), Carbamazepin↑, tricyclische Antidepressiva (Tox.↑)

Diese Angaben sind nicht vollständig – beachten Sie bitte die Erläuterungen und Hinweise in Kapitel 2, S. 11 bis 16.

FLUVASTATIN

Lipidsenker, Cholesterol-Synthese-Enzymhemmer

A. Zum Abendessen

D. 20–40 mg/d, Steigerung bis zu 80 mg/d mgl. (morgens u. abends 40 mg); Dosisanpassung frühestens nach 4 Wo.

H. Nicht mit Grapefruitsaft einnehmen; langfristige, regelmäßige Einnahme sowie cholesterinarme Diät erforderlich; bei Muskelschmerzen u. Muskelschwäche Arzt aufsuchen
Eine wirksame Empfängnisverhütung sollte bei der Behandlung von Frauen gewährleistet sein.

KI. Kdr. u. Jgl.; Leberfunktionsstör., Cholestase, Myopathie

NW. M/D-Beschw. (g), Muskelschmerzen u. -schwäche (g), Kopfschmerzen (g)

WW. Orale Antikoagulanzien (Prothrombinzeit verlängert); Immunsuppressiva (z. B. Ciclosporin) u. weitere Lipidsenker (z. B. Fibrate, Nicotinsäure) u. Makrolidantibiotika erhöhen das Myopathie-Risiko; Colestyramin u. Colestipol (F.↓) – 4 h Abstand halten, Rifampicin (F.↓)

Diese Angaben sind nicht vollständig – beachten Sie bitte die Erläuterungen und Hinweise in Kapitel 2, S. 11 bis 16.

FORMOTEROL

Antiasthmatikum, BrONcholytikum, β_2-Sympathomimetikum

A. Regelmäßige A.; inhalative Glucocorticoide nicht absetzen; **Kps. nur zum Inhalieren bestimmt;** nicht durch das Gerät ausatmen und das Gerät vor Feuchtigkeit schützen

D. **Erw.:** morgens u. abends je 1–2 Kps. inhalieren (= 2 × tgl. 12–24 µg Formoterolfumarat 2 H_2O)
Kdr.: morgens u. abends je 1 Kps. inhalieren

H. Bei akuter o. sich rasch verschlechternder Atemnot sofort Arzt aufsuchen! Eine Dosissteigerung muss wegen der NW. vermieden werden. Anwendung bei Kindern nur unter Aufsicht; bei Therapiebeginn sollten Diabetiker d. Blutzucker engmaschig kontrollieren

KI. Kdr. < 6 J.; Herzerkr. (z. B. Rhythmusstör., Herzklappenfehler), schwere Hyperthyreose

NW. **(g) (dosisabhängig u. meistens in d. Einstellungsphase):** Übelkeit, Unruhe, Palpitationen, Tremor; Tachykardie, Tachyarrhythmien, Hypokaliämie, Blutzuckersteigerung; bei Husten o. paradoxem Bronchospasmus AM absetzen u. Arzt aufsuchen

WW. β_2-Sympathomimetika u. Theophyllin↑ (Arrhythmien); β-Blocker (F.↓, Asthmaanfall mgl.)

Diese Angaben sind nicht vollständig – beachten Sie bitte die Erläuterungen und Hinweise in Kapitel 2, S. 11 bis 16.

FUROSEMID

Schleifendiuretikum

A. Um Nachtruhe nicht zu stören, nach Möglichkeit nicht zum Abend einnehmen

D. **Erhaltungsdosis:** morgens 40 mg
Erhaltungsdosen > 100 mg nur bei Patienten mit Niereninsuffizienz aber noch erhaltener Restfiltration

H. Auf kaliumreiche Ernährung achten (z. B. Bananen, getrocknete Aprikosen). Missbrauchspotential: schnelle Gewichtsreduktion durch Flüssigkeitsverlust; Verschlechterung von Zucker-, Blutfett- u. Harnsäurewerten mgl.; erhöhte Thrombosegefahr

KI. Starke Harnflussbehinderung, Niereninsuffizienz mit Anurie, schwere Hypokaliämie u. Hyponatriämie, Hypotonie, Hypovolämie; 125 mg/250 mg/500 mg : Normale o. mäßig eingeschränkte Nierenfunktion

NW. Kopfschmerzen, Schwindel, Wadenkrämpfe, Muskelverspannung (Magnesium↓), Mundtrockenheit, Thromboseneigung↑, Gichtanfälle↑

WW. Laxanzien (z. B. Anthranoide, Bisacodyl, Natriumpicosulfat) steigern Hypokaliämie, NSAR (T.↓), hochdosierte Salicylate (ZNS-Wirkung↑), Antidiabetika↓, Lithium↑, ACE-Hemmer (verstärkter Blutdruckabfall), Herzglykoside (Toxizitätssteigerung infolge Hypokaliämie), Glucocorticoide (Hypokaliämie↑), Theophyllin↑, Aminoglykoside u. Cisplatin (Oto- u. Nephrotox.↑); bei hohen Furosemiddosen: Cefalosporine, z. B. Cefixim u. Cefuroxim (Nephrotox.↑)

Diese Angaben sind nicht vollständig – beachten Sie bitte die Erläuterungen und Hinweise in Kapitel 2, S. 11 bis 16.

GEMFIBROZIL

Lipidsenker

A. Abends (bzw. morgens u. abends)

D. 1 × tgl. 900 mg (bis max. 1350 mg/d)

H. Langfristige, regelmäßige Einnahme sowie cholesterinarme Diät erforderlich; bei Muskelschmerzen u. Muskelschwäche Arzt aufsuchen

KI. Kdr. < 2 J.; schwere L/N-Funktionsstör., Gallenblasenerkr. mit u. ohne Gallensteine

NW. M/D-Beschw. (h), Obstipation (g), Muskelschmerzen u. Muskelschwäche (s)

WW. Orale Antikoagulanzien↑, Sulfonylharnstoff-Antidiabetika↑, weitere Lipidsenker (z. B. Lovastatin, Simvastatin, Pravastatin) erhöhen das Myopathie-Risiko, Colestyramin (G.↓) – 4 h Abstand halten; Orlistat (Komb. nicht empfohlen, da Mangel an Daten)

Diese Angaben sind nicht vollständig – beachten Sie bitte die Erläuterungen und Hinweise in Kapitel 2, S. 11 bis 16.

GINKGO-BILOBA-Extrakt

D. Bis 3 × tgl. 40–80 mg oder 2 × tgl. 120 mg Trockenextrakt
Durchblutungsstör. der Beine: Besserung evtl. erst nach 6 Wo.
Chronische Hirnleistungsstör.: mind. 8 Wo. anwenden
Nach 12 Wo. sollte geprüft werden, ob eine Fortsetzung der Therapie gerechtfertigt ist

H. **Schwindel u. Ohrgeräusche:** nach 6–8 Wo. sind keine zusätzlichen Behandlungsvorteile zu erwarten

KI. Kdr. < 12 J.

Diese Angaben sind nicht vollständig – beachten Sie bitte die Erläuterungen und Hinweise in Kapitel 2, S. 11 bis 16.

GLIBENCLAMID

Orales Antidiabetikum, Sulfonylharnstoff

A. Morgens (bzw. morgens u. abends) 30 min vor der Mahlzeit; regelmäßige Einnahme

D. Einschleichend dosieren; max. 15 mg/d

H. Diät einhalten; Körpergewicht normalisieren; körperliche Überanstrengung meiden; bei Unterzuckerung (Schwitzen, Zittern, Unruhe) Traubenzucker zuführen; β-Blocker können die Frühwarnzeichen einer Hypoglykämie abschwächen

KI. Typ-I-Diabetes, Ketoazidose, schwere L/N-Funktionsstör.

NW. In der Einstellungsphase: Sehstör. (s); Hypoglykämie, Photosensibilisierung bes. bei hellhäutigen u. lichtempfindlichen Patienten (s)

WW. Alkohol (Alkohol akut G.↑, Alkohol chronisch G.↓), ASS bei Tagesdosen > 1,5 g u. weitere NSAR (G.↑), Sympathomimetika (G.↓), Cotrimoxazol (G.↑), Chloramphenicol (G.↑), Doxycyclin (G.↑), Gyrasehemmer (G.↑), Azolantimykotika (G.↑), Glucocorticoide (G.↓), orale Antikoagulanzien (G.↑), Schilddrüsenhormone (G.↓), Thiazid- u. Schleifendiuretika (G.↓), ACE-Hemmer (G.↑), β-Blocker (G.↑)

Diese Angaben sind nicht vollständig – beachten Sie bitte die Erläuterungen und Hinweise in Kapitel 2, S. 11 bis 16.

GLIMEPIRID

Orales Antidiabetikum, Sulfonylharnstoff

A. Einmalgabe unmittelbar vor dem Frühstück o. vor der 1. Hauptmahlzeit; regelmäßige Einnahme

D. **Initial:** 1 mg/d
Erhaltungsdosis: 1–6 mg/d

H. Diät einhalten; Körpergewicht normalisieren; körperliche Überanstrengung meiden; bei Unterzuckerung (Schwitzen, Zittern, Unruhe) Traubenzucker zuführen; β-Blocker können die Frühwarnzeichen einer Hypoglykämie abschwächen

KI. Typ-I-Diabetes, Ketoazidose, schwere L/N-Funktionsstör.

NW. **In der Einstellungsphase:** Sehstör.; Hypoglykämie, Photosensibilisierung bes. bei hellhäutigen u. lichtempfindlichen Patienten mgl.

WW. Alkohol (Alkohol akut G.↑, Alkohol chronisch G.↓), ASS bei Tagesdosen > 1,5 g u. weitere NSAR (G.↑), Sympathomimetika (G.↓), Cotrimoxazol (G.↑), Chloramphenicol (G.↑), Doxycyclin (G.↑), Gyrasehemmer (G.↑), Azolantimykotika (G.↑), Glucocorticoide (G.↓), orale Antikoagulanzien (G.↑), Schilddrüsenhormone (G.↓), Thiazid- u. Schleifendiuretika (G.↓), ACE-Hemmer (G.↑), β-Blocker (G.↑)

Diese Angaben sind nicht vollständig – beachten Sie bitte die Erläuterungen und Hinweise in Kapitel 2, S. 11 bis 16.

GLUCOCORTICOIDE

A.   **Tbl.:** unzerkaut einnehmen
Inh.: unmittelbar v o r dem Essen oder Spacer benutzen, danach Mund spülen (Soorbefall↓)

D.   Ausschleichende D. bei Einnahme über 2 Wo.

H.   Nicht ohne ärztlichen Rat absetzen; viel Bewegung, bewusste Ernährung (bevorzugt Obst, bes. Bananen, Gemüse, Milch, wenig Fett u. KH, Salz meiden); tägliche Gewichtskontrolle
Bei Ulcus-Anamnese ggf. Antacida einnehmen
AS: keine Kontaktlinsen tragen

KI.   Schwerer Diabetes, Glaukom, M/D-Ulcera, ausgeprägte Hypertonie, Infektionen (Bakterien, Viren, Pilze, Parasiten), psychiatrische Anamnese, schwere Osteoporose, 8 Wo. vor bis 2 Wo. nach Schutzimpfungen, kritische Indikationsstellung im Wachstumsalter
Für Substitution o. bei vitaler Indikation keine KI.

NW.   **Bei kurzfristiger A. (bis 10 d):** geringe NW., jedoch Blutungen im M/D-Trakt, Blutdruckanstieg u. herabgesetzte Widerstandsfähigkeit gegenüber Infektionen mgl.
Bei längerfristiger A.: Osteoporose, Natrium- u. Wasserretention mit Ödembildung, verminderte Glucosetoleranz u. Diabetes, Gewichtszunahme, Fettverteilungsstör., Infektionsresistenz ↓, Maskierung von Entzündungen, Wundheilung ↓, Stimmungsschwankungen, akute Psychosen
Bei längerfristiger lokaler A.: syst. NW. mgl. sowie Hautatrophien u.w.
Inh.: Heiserkeit, Candidabefall d. Mund- u. Rachenschleimhaut

WW.   NSAR (M/D-Blutungsgefahr↑), Antidiabetika↓, Herzglykoside↑ (durch Kaliummangel), ACE-Hemmer (Blutbildveränderungen), orale Antikoagulanzien↓, Saluretika (Kalium-Ausscheidung↑); Rifampicin u. Phenytoin u. Barbiturate (G.↓)

Diese Angaben sind nicht vollständig – beachten Sie bitte die Erläuterungen und Hinweise in Kapitel 2, S. 11 bis 16.

GLYCEROLTRINITRAT

Vasodilatator

A. **Spray:** bei Angina pectoris zur Verhütung eines Anfalls o. im Anfall 1–3 Sprühstöße auf die Zunge (nicht inhalieren)
Kapsel: zerbeißen (leere Kps. auswerfen)
Tropfen: auf o. unter Zunge tropfen

D. Bei Angina pectoris im Anfall 0,4–1,2 mg

H. Glyceroltrinitratpflaster über Nacht bzw. in normalerweise anfallsfreier Zeit entfernen; zur Vermeidung einer Toleranzentwicklung täglich nitratfreies Intervall v. 6–8 h erforderlich

KI. Stillzeit, Hypotonie systolisch < 90 mm Hg

NW. Kopfschmerzen (h), Flush, orthostatische Hypotension mit Benommenheit u. Reflextachykardie (g)

WW. Antihypertonika, z. B. β-Blocker u. Calciumantagonisten (Blutdruck senkende W.↑), Sildenafil (Blutdruck↓ u. Kreislaufdepression, z. T. mit Todesfolge)

Diese Angaben sind nicht vollständig – beachten Sie bitte die Erläuterungen und Hinweise in Kapitel 2, S. 11 bis 16.

HALOPERIDOL

Neuroleptikum, Dopamin-Antagonist, Butyrophenon

D. Individuell, ein- u. ausschleichende D. erforderlich
Initial: 1–10 mg/d, Steigerung auf max. 100 mg/d in
1–3 ED mgl.
Erhaltungsdosis: 3–15 mg/d

H. Antipsychotische. W. setzt erst nach 1–3 Wo., psycho-
motorisch dämpfende W. setzt sofort ein! Während d.
Therapie schwangerschaftsverhütende Maßnahmen
durchführen; bei dyskinetischen Anzeichen (bes. im
Bereich d. Kiefer- o. Gesichtsmuskulatur) Arzt informieren

KI. Kdr. < 3 J.; komatöse Zustände, akute Intoxikationen
mit zentral dämpfenden AM u. Alkohol

NW. Dyskinesien, Parkinsonoid, Akathisie; Müdigkeit (g),
Hypotonie (g), Tachykardie (g), periphere Ödeme (g),
erektile Dysfunktion (g); bei Anzeichen eines lebensbe-
drohlichen malignen neuroleptischen Syndroms (s)
(Fieber > 40 °C, generalisierte Muskelstarre, Bluthochdruck, Tachykadie, Bewusstseinsstör.) – AM sofort
absetzen u. Notarzt rufen;
Agranulozytose (ss) – (Anzeichen: Fieber, Zahnfleisch-
u. Mundschleimhautentzündungen, Halsschmerzen
sowie grippeähnliche Symptome) – sofort Arzt aufsuchen, keine Selbstmedikation dieser Symptome

WW. Alkohol↑, zentral dämpfende AM↑, Antihypertonika↑,
Dopamin-Agonisten↓, Dopamin-Antagonisten, z. B.
Metoclopramid (NW.↑)

Diese Angaben sind nicht vollständig – beachten Sie bitte die
Erläuterungen und Hinweise in Kapitel 2, S. 11 bis 16.

HEPARIN/
NIEDERMOLEKUL. HEPARIN

Antikoagulans
„Low-dose"-Therapie

A. S.c.-Injektion vorzugsweise in abgehobener Bauchfalte senkrecht zur Körperachse

H. Heparin kann zahlreiche Laboruntersuchungen verfälschen, z. B. Blutsenkungsgeschw.; regelmäßige Kontrolle d. Thrombozytenzahl

KI. Erkr. mit erhöhter Blutungsbereitschaft o. mit Verdacht auf Läsionen des Gefäßsystems

NW. Reakt. an der Injektionsstelle (g), Haut- und Schleimhautblutungen (s)

WW. ASS (He.↑), NSAR (He.↑), orale Antikoagulanzien (He.↑), Ticlopidin (He.↑), Dextran (He.↑)

Diese Angaben sind nicht vollständig – beachten Sie bitte die Erläuterungen und Hinweise in Kapitel 2, S. 11 bis 16.

HYDROCHLOROTHIAZID

Diuretikum

A. Um Nachtruhe nicht zu stören, nach Möglichkeit nicht am Abend einnehmen

D. 12,5–25 mg/d, max. 75 mg/d

H. Verschlechterung von Zucker-, Blutfett- u. Harnsäurewerten mgl.

KI. Bekannte Sulfonamid-Allergie, schwere Leberfunktionsstör., Nierenfunktionsstör., Hypokaliämie

NW. (h, dosisabhängig): Müdigkeit, Brechreiz, Muskelkrämpfe, Herzrhythmusstör.; Diabetiker: erhöhte Blutzuckerwerte; Gichtpatienten: erhöhtes Risiko eines Gichtanfalls

WW. Laxanzien (z. B. Anthranoide, Bisacodyl, Natriumpicosulfat) steigern Hypokaliämie; α- u. β-Blocker u. Calciumantagonisten u. Schleifendiuretika u. ACE-Hemmer (verstärkte Blutdrucksenkung); Digitalisglykoside↑, Lithium↑, NSAR (Hy.↓), Colestyramin (Hy.↓), Insulin↓

Diese Angaben sind nicht vollständig – beachten Sie bitte die Erläuterungen und Hinweise in Kapitel 2, S. 11 bis 16.

HYDROCHLOROTHIAZID 25mg/ TRIAMTEREN 50 mg

Diuretikum, Antihypertonikum

A. Um Nachtruhe nicht zu stören, nach Möglichkeit nicht am Abend einnehmen

D. **Initial:** morgens u. mittags je 1 bis max. 2 Tbl.
Erhaltungsdosis: 1/2 Tbl./d oder jeden 2. Tag 1 Tbl.

H. Verschlechterung von Zucker-, Blutfett- u. Harnsäurewerten mgl.

KI. Bekannte Sulfonamid-Allergie, L/N-Funktionsstör.

NW. Müdigkeit, Mundtrockenheit, Kreislaufstör.; Diabetiker: erhöhte Blutzuckerwerte; Gichtpatienten: erhöhtes Risiko eines Gichtanfalls

WW. Antihypertonika↑, Insulin↓, Sulfonylharnstoff-Antidiabetika↓, Lithium↑, NSAR (Hy./T.↓), Colestyramin (Hy./T.↓)

Diese Angaben sind nicht vollständig – beachten Sie bitte die Erläuterungen und Hinweise in Kapitel 2, S. 11 bis 16.

HYDROCORTISON

Nichthalogeniertes Glucocorticoid

D. **Salbe:** 1- 3 × tgl. dünn auftragen, in der Selbstmedikation (0,25 %) nur kurzfristig u. nicht großflächig anwenden
Lsg.: 3–4 × tgl. (1%)

H. **Salbe:** Bei A. im Genitalbereich kann es wegen der Hilfsstoffe zur Beeinträchtigung der Sicherheit von Kondomen kommen.
Bei längerfristiger lokaler A. in hoher Konz. oder auf großen Flächen syst. NW. u. WW. mgl.
AS: keine Kontaktlinsen tragen

KI. **Lokal:** Kdr. < 6 J. (Selbstmedikation), Infektionen (Bakterien, Viren, Pilze), Vakzinationsreakt.
AS: Glaukom, Verletzungen o. Infektion des Auges
Syst.: s. Glucocorticoide, Substitutionsbehandlung hat keine KI.

NW. **Lokal:** nach Langzeit-A.: Hautatrophien, Striae, Teleangiektasien, Steroidakne, Hypertrichosis sowie syst. NW. (s. Glucocorticoide) mgl.
Syst.: s. Glucocorticoide

WW. s. Glucocorticoide

Diese Angaben sind nicht vollständig – beachten Sie bitte die Erläuterungen und Hinweise in Kapitel 2, S. 11 bis 16.

HYDROTALCIT

Antacidum

A. 1–2 h nach den Mahlzeiten u. vor dem Schlafengehen; Tbl. gründlich kauen, Susp. unverdünnt
anwenden

H. Nicht mit säurehaltigen Getränken, z. B. Obstsäften o. Wein, einnehmen (Aluminium-Aufnahme aus d. Darm↑); Meiden von reizenden,
blähenden o. die Obstipation fördernden Speisen, sowie von Kaffee, Nicotin u. Stress

KI. Keine Daueranwendung bei Nierenfunktionsstör.

WW. Eisenpräp.↓, Gyrasehemmer↓ (z. B. Ofloxacin
u. Ciprofloxacin), Tetracycline↓; grundsätzlich
bei der Einnahme von weiteren AM 2 h Abstand
halten

Diese Angaben sind nicht vollständig – beachten Sie bitte die
Erläuterungen und Hinweise in Kapitel 2, S. 11 bis 16.

IBUPROFEN

NSAR

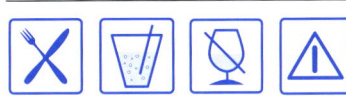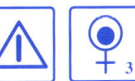

A.   Gel/Salbe: nicht auf offene Wunden o. Schleimhäute

D.   Max. 1200 mg/d bei leichten bis mittelstarken
Schmerzen, Fieber; max. 2400 mg/d bei akuter/
chron. Gelenkentzündung, Gichtanfall

H.   Bei starken Schmerzen bes. im Oberbauch u./o.
Schwarzfärbung d. Stuhls sofort Arzt aufsuchen.
Bis 400 mg/abgeteilte Darreichungsform u. TMD
1200 mg nicht verschreibungspflichtig

KI.   Sgl. < 6 Mon.; M/D-Ulcera, Vorsicht bei: Patienten
> 65 J., Asthma, Analgetikaintoleranz, Blutbil-
dungsstör., hämorrhagischer Diathese, Herzinsuffizienz, Hypertonie, L/N-Funktionsstör.

NW.   M/D-Beschw., zentralnervöse Stör. (Schwindel u.
Kopfschmerzen), Hautausschlag, Ödeme

WW.   Weitere NSAR (NW.↑), Lithium↑, Digoxin↑,
kaliumsparende Diuretika (Hyperkaliämie↑),
Diuretika↓, Antihypertonika↓, ACE-Hemmer↓,
Glucocorticoide (M/D-Beschw.↑), Phenobarbital
(I.↓), Phenytoin↑, Methotrexat-Tox.↑, Sulfinpyrazon (I.-Ausscheidung↓), orale Antikoagulanzien (Blutungsgefahr↑), Sulfonylharnstoff-Anti-
diabetika↑

Diese Angaben sind nicht vollständig – beachten Sie bitte die
Erläuterungen und Hinweise in Kapitel 2, S. 11 bis 16.

IMIPRAMIN

Tricyclisches Antidepressivum

A. Bei Enuresis Einnahme d. Dosis am Nachmittag o. am frühen Abend

D. **Initial:** 25–75 mg/d, innerhalb einer Wo. Steigerung auf 150 mg/d mgl.
Erhaltungsdosis: 50–100 mg/d
Berechnet als Imipramin-HCl

H. Vor Kindern geschützt aufbewahren; Eintritt antriebssteigernder W. nach wenigen Tagen, Eintritt ausgeprägt stimmungsaufhellender W. nach 1–3 Wo.

KI. Erregungsleitungsstör. am Herzen, Komb. mit irreversiblem MAO-Hemmer Tranylcypromin (14 d Behandlungspause), akute Intoxikationen mit zentraldämpfenden AM u. Alkohol, akute Delirien, Engwinkelglaukom

NW. Müdigkeit, Obstipation, Mundtrockenheit, Akkommodationsstör., Blasenentleerungsstör., Herzrhythmusstör.

WW. Alkohol↑ (I.↑), zentraldämpfende AM ↑, Johanniskraut (I.↓), Sympathomimetika↑, Clonidin↓, Anticholinergika↑; β-Blocker u. Calciumantagonisten u. Nitrate (verstärkte Blutdrucksenkung); Herzglykoside u. Antiarrhythmika (Gefahr von Rhythmusstör.↑), irreversibler MAO-Hemmer Tranylcypromin (schwere NW.)

Diese Angaben sind nicht vollständig – beachten Sie bitte die Erläuterungen und Hinweise in Kapitel 2, S. 11 bis 16.

INDOMETACIN

NSAR

A. **Salbe/Spray:** nicht in offene Wunden, nicht ins Auge/auf Schleimhäute, kein Okklusivverband

D. **Oral:** 2–3 × tgl. 25 mg oder 2 × 75 mg (Retard), max. 200 mg/d
Rektal: 1–3 × tgl. 50 mg oder 1 × tgl. 100 mg (abends)

H. Bei starken Schmerzen bes. im Oberbauch u./o. Schwarzfärbung des Stuhls sofort Arzt aufsuchen
AT: nicht zusammen mit weichen Kontaktlinsen anwenden

KI. Kdr. < 14 J.; M/D-Ulcera

NW. Kopfschmerzen (20–60 %), M/D-Beschw. (20–25 %), Benommenheit (g), Schwindel

WW. Weitere NSAR (NW.↑), orale Antikoagulanzien↑, Methotrexat (Tox.↑), Ciclosporin (Nephrotox.↑), Lithium↑, Glucocorticoide (Risiko M/D-Blutung↑), Diuretika u. Antihypertonika (Blutdruck↑), kaliumsparende Diuretika u. ACE-Hemmer↓ (Hyperkaliämie↑), Sulfonylharnstoff-Antidiabetika↑, Digoxin (Serumspiegel↑)

Diese Angaben sind nicht vollständig – beachten Sie bitte die Erläuterungen und Hinweise in Kapitel 2, S. 11 bis 16.

INSULIN

Antidiabetikum

A. Regelmäßig im vom Arzt festgelegten Hautbereich anwenden; empfohlenen Spitz-Ess-Abstand beachten

D. Individuell entsprechend d. diabetischen Stoffwechsellage/Blutzuckerwerte
Allgem.: 0,3–0,8 I. E. Insulin/kg KG/d, 1 I. E. Normalinsulin senkt d. Blutzucker um 30–50 mg/dl
Während d. Schwangerschaft D. besonders gut anpassen.
Normal(Alt)-Insulin: W.-Eintritt nach 10–15 min, W.-Dauer ca. 5–8 h
Lispro-Insulin: W.-Eintritt sofort, W.-Dauer 2–5 h
Intermediärinsulin: W.-Eintritt innerhalb 2 h, W.-Dauer 10–24 h
Langzeitinsulin: W.-Eintritt nach 1–4 h, W.-Dauer 20–30 h
Kombinationsinsulin: W.-Eintritt innerhalb 1 h, W.-Dauer 2–12 h

H. Kühllagerung (nicht einfrieren!); in Gebrauch befindliche Fertigspritze, Ampulle bzw. Pen bis zu 4 Wo. außerhalb d. Kühlschrankes (bei max. +25°C) lagern; direkte Lichteinwirkung vermeiden
Bei Unterzuckerung (Schwitzen, Zittern, Unruhe) Traubenzucker zuführen (bei Bewusstlosigkeit Glucagon) und dann KH essen; β-Blocker können d. Frühwarnzeichen einer Hypoglykämie abschwächen

KI. Hypoglykämie

NW. Ödeme u. Sehstör. (zu Therapiebeginn und in der Regel vorübergehend), Hypoglykämie; Lipoatrophie o. Lipohypertrophie an den Einstichstellen (Einstichstelle ständig wechseln!)

WW. Alkohol (I.↑), ASS bei Tagesdosen > 1,5 g (I.↑), Sympathomimetika (I.↓), Schilddrüsenhormone (I.↓), β-Blocker (I.↑), Glucocorticoide (I.↓), Thiazid- u. Schleifendiuretika (I.↓), ACE-Hemmer (I.↑)

Diese Angaben sind nicht vollständig – beachten Sie bitte die Erläuterungen und Hinweise in Kapitel 2, S. 11 bis 16.

IPRATROPIUMBROMID

Broncholytikum, Antiarrhythmikum, Anticholinergikum

A.   **Inh.:** nicht in d. Augen gelangen lassen (Akkommodationsstör.)
DA: Sprühdose vor Gebrauch schütteln

D.   **DA:** bei Bedarf 1–2 Sprühstöße (zu 20 µg), max. 12 Sprühstöße/d; Kdr. >6 J.: 7 Sprühstöße/d, Abstand von 2 h zwischen d. Hüben einhalten; bei ansteigendem Bedarf ist wegen der Gefahr einer Exazerbation des Asthmas der Arzt aufzusuchen
FTA: 2–3 × tgl. 10–15 mg
Inh.-Kps.: 2 × tgl. 200 µg, max. 1600 µg/d

H.   Kinder sollten nur unter Aufsicht von Erw. inhalieren. **Kps. sind zum Inhalieren bestimmt!**

KI.   Engwinkelglaukom, Blasenentleerungsstör. mit Restharnbildung, Tachyarrhythmie

NW.   Husten (g), Mundtrockenheit, Obstipation, Akkommodationsstör., Blasenentleerungsstör., Tachykardie

WW.   β-Sympathomimetika (I.↑), Xanthine (I.↑), Anticholinergika (I.↑)
FTA: Dopaminantagonisten, z. B. Metoclopramid (Motilität d. M/D-Traktes↓)

Diese Angaben sind nicht vollständig – beachten Sie bitte die Erläuterungen und Hinweise in Kapitel 2, S. 11 bis 16.

ISOSORBIDDINITRAT

Vasodilatator

A. **Anfallskupierung:** Tbl. zerkauen u. im Mund belassen bzw. Spray 1–3 Sprühstöße auf d. Zunge (nicht inhalieren)

D. **Anfallskupierung:** 5–10 mg als Tbl. o. Spray
Prophylaxe: 20–120 mg/d als Tbl. o. RTA; nicht plötzlich, sondern ausschleichend absetzen!

H. Zur Vermeidung einer Toleranzentwicklung täglich nitratfreies Intervall v. 6–8 h erforderlich

KI. Hypotonie systolisch < 90 mm Hg

NW. Kopfschmerzen (h), Flush, orthostatische Hypotension mit Benommenheit u. Reflextachykardie

WW. Antihypertonika, z. B. β-Blocker u. Calciumantagonisten (Blutdruck senkende W.↑), Sildenafil (Blutdruck↓ u. Kreislaufdepression, z. T. mit Todesfolge)

Diese Angaben sind nicht vollständig – beachten Sie bitte die Erläuterungen und Hinweise in Kapitel 2, S. 11 bis 16.

ISOSORBIDMONONITRAT

Vasodilatator

D. 3 × tgl. 20 mg bis 2 × tgl. 60 mg (Retard), einschleichende D.

H. Zur Vermeidung einer Toleranzentwicklung täglich nitratfreies Intervall von 6–8 h erforderlich; nicht zur Anfallskupierung d. Angina pectoris geeignet

KI. Hypotonie systolisch < 90 mm Hg

NW. Kopfschmerzen (h), Flush, orthostatische Hypotension mit Benommenheit u. Reflextachykardie

WW. Antihypertonika, z. B. β-Blocker u. Calciumantagonisten (Blutdruck senkende W. ↑), Sildenafil (Blutdruck ↓ u. Kreislaufdepression, z. T. mit Todesfolge)

Diese Angaben sind nicht vollständig – beachten Sie bitte die Erläuterungen und Hinweise in Kapitel 2, S. 11 bis 16.

ITRACONAZOL

Antimykotikum

D. **Nagelmykose:** 2 × 200 mg/d über eine Wo., danach 3 Wo. Pause (Finger: 2 × wdh./Fuß: 3 × wdh.)
Pityriasis versicolor: 1 × 200 mg/d 5 Tage
Dermatomykosen: 1 × 100 mg/d ca. 14 Tage
Vulvovaginale Candidosis: morgens u. abends je 200 mg (Eintagestherapie)

H. D. und Therapiedauer sind vom Arzt konkret festzulegen, sind diese dem Patienten nicht bekannt, ist eine Rückfrage zwingend; Eintritt einer Schwangerschaft sollte bis 4 Wo. nach Therapieende verhindert werden

KI. Kdr.; Leberfunktionsstör., Komb. mit Mizolastin u. Terfenadin
Nagelmykose: Kdr. u. Jgl.

NW. Kopfschmerzen (h), Abdominalschmerzen (g)

WW. Antacida u. H$_2$-Blocker (I.-Resorpt.↓) – 2 h Abstand halten; Ciclosporin A (Tox.↑), Cumarin-Antikoagulanzien↑, Phenytoin↑, Sulfonylharnstoff-Antidiabetika↑; Mizolastin u. Terfenadin (Herzrhythmusstör.); Midazolam↑, Triazolam↑, CSE-Hemmer (Myopathie-Risiko↑), Sildenafil (Plasmaspiegel↑)

Diese Angaben sind nicht vollständig – beachten Sie bitte die Erläuterungen und Hinweise in Kapitel 2, S. 11 bis 16.

JOHANNISKRAUT-EXTRAKT

Psychopharmakon, Antidepressivum

D. 3 × tgl. 300 mg o. 1 × tgl. 750 mg Trockenextrakt

H. Patient muss wegen möglicher WW. nach bestehender Medikation befragt werden
Wirkungseintritt verzögert (nach 3–4 Wo.)
Intensive UV-Bestrahlung (lange Sonnenbäder, Höhensonne, Solarium) meiden

KI. Schwere endogene Depressionen; Komb. mit oralen Antikoagulanzien, Ciclosporin, Digoxin, Indinavir u. anderen Proteasehemmstoffen; bekannte Lichtempfindlichkeit

NW. Photosensibilisierung (bes. bei hellhäutigen Personen) in Einzelfällen

WW. Alkohol (J.↑), zentraldämpfende AM↑ (J.↑), orale Antikoagulanzien↓ (z. B. Phenprocoumon, Warfarin), Ciclosporin↓, Digoxin↓, Theophyllin↓, synthetische Antidepressiva↓ (z. B. Serotoninwiederaufnahmehemmer, Amitriptylin), Proteasehemmstoffe ↓ (z. B. Indinavir), Kontrazeptiva↓ (Ethinylestradiol 0,02–0,05 mg, Gestagen 0,15–0,25 mg)

Diese Angaben sind nicht vollständig – beachten Sie bitte die Erläuterungen und Hinweise in Kapitel 2, S. 11 bis 16.

KALIUMIODID

Schilddrüsentherapeutikum

D. **Prophylaxe d. Iodmangelstruma:** 100–200 µg Iod/d
Euthyreote Strumatherapie: 300–500 µg Iod/d

H. Eine Iodprophylaxe in der Schwangerschaft sollte unter ärztlicher Aufsicht erfolgen (200–300 µg Iod/d)

KI. Iodüberempfindlichkeit, Hyperthyreose

NW. Ab 150 µg Iod/d kann bei Vorliegen autonomer Adenome eine Schilddrüsenüberfunktion manifest werden

WW. Thyreostatika↓, Lithium (Strumavergrößerung)

Diese Angaben sind nicht vollständig – beachten Sie bitte die Erläuterungen und Hinweise in Kapitel 2, S. 11 bis 16.

KETOCONAZOL

Antimykotikum

D. **Shampoo:** 3–5 min einwirken lassen u. 2 ×/Wo. anwenden
Oral: 1 × tgl. 200 mg

H. **Orale A.:** Dosis u. Therapiedauer sind vom Arzt konkret festzulegen, sind diese dem Patienten nicht bekannt, ist eine Rückfrage zwingend; Eintritt einer Schwangerschaft sollte bis 4 Wo. nach Therapieende verhindert werden; nach Griseofulvin-Gabe mind. 4 Wo. Therapiepause

Kl. Kdr. < 2 J.; Leberfunktionsstör., Komb. mit Mizolastin u. Terfenadin

NW. Brechreiz (h), Abdominalschmerzen (g)

WW. Antacida u. H_2-Blocker (K.-Resorpt.↓) – 2 h Abstand halten; Ciclosporin A (Tox.↑), Cumarin-Antikoagulanzien↑, Phenytoin↑, Sulfonylharnstoff-Antidiabetika↑; Mizolastin u. Terfenadin (Herzrhythmusstör.); Midazolam↑, Triazolam↑, CSE-Hemmer (Myopathie-Risiko↑), Sildenafil (Plasmaspiegel↑)

Diese Angaben sind nicht vollständig – beachten Sie bitte die Erläuterungen und Hinweise in Kapitel 2, S. 11 bis 16.

KETOPROFEN

NSAR

D. **Oral:** 2–3 × tgl. 50–100 mg oder 1 × 200 mg
(Retard)
Rektal: 2–3 × tgl. 100 mg

H. Bei starken Schmerzen bes. im Oberbauch u./o.
Schwarzfärbung des Stuhls sofort Arzt aufsuchen

KI. Kdr. < 14 J.; M/D-Ulcera

NW. Kopfschmerzen (20–60 %), M/D-Beschw.
(20–25 %), Benommenheit (g), Schwindel

WW. Weitere NSAR (NW.↑), orale Antikoagulan-
zien↑, Methotrexat (Tox.↑), Ciclosporin
(Nephrotox.↑), Lithium↑, Glucocorticoide
(Risiko M/D-Blutung↑), Diuretika↓, Anti-
hypertonika↓, kaliumsparende Diuretika u.
ACE-Hemmer↓ (Hyperkaliämie↑), Sulfonyl-
harnstoff-Antidiabetika↑

Diese Angaben sind nicht vollständig – beachten Sie bitte die
Erläuterungen und Hinweise in Kapitel 2, S. 11 bis 16.

KETOTIFEN

Mastzellstabilisator, Antiasthmatikum, Antihistaminikum

A. Regelmäßige Einnahme, Langzeitbehandlung, Wirkungseintritt nach 8–12 Wo., nicht zur Anfallsbehandlung

D. **Initial:** abends 1 mg, nach 3–4 d Steigerung auf 2 × tgl. 1 mg

NW. **In der Einstellungsphase:** Müdigkeit, Mundtrockenheit, Gewichtszunahme (g); bes. bei Kdrn. zentralnervöse Stör.

WW. Alkohol↑ (K.↑), zentraldämpfende AM↑, orale Antidiabetika (Thrombozytenabfall mgl.)

Diese Angaben sind nicht vollständig – beachten Sie bitte die Erläuterungen und Hinweise in Kapitel 2, S. 11 bis 16.

LACTULOSE

Laxans

A. Bei chron. Obstipation nach dem Frühstück einnehmen; Granulat mit warmen Getränken mischen o. in Joghurt, Müsli, Brei einrühren; Wirkungseintritt nach 2–10 h

D. 1 × morgens 6–15 g (anfangs doppelte Dosis, nach 3–4 Tagen vermindern)

H. **Für Diabetiker:** L. kann zum Süßen von Getränken u. Speisen verwendet werden; herstellungsbedingt sind geringe Mengen verdaulicher KH enthalten

KI. Darmverschluss, akutentzündliche M/D-Erkr., Galaktose-Intoleranz

NW. **In der Einstellungsphase:** leichte Bauchschmerzen (h) u. Blähungen (h)
Bei hoher Dosierung: M/D-Beschw. u. Stör. im Elektrolythaushalt (Natrium- u. Kalium- Ausscheidung$\uparrow$)

WW. **Bei längerfristiger Einnahme hoher Dosen:** Corticosteroide u. kaliuretische Diuretika u. Amphotericin (Kalium-Verlust$\uparrow$), Herzglykoside$\uparrow$

Diese Angaben sind nicht vollständig – beachten Sie bitte die Erläuterungen und Hinweise in Kapitel 2, S. 11 bis 16.

LAMOTRIGIN

Antiepileptikum

A. Regelmäßige Einnahme zur gleichen Tageszeit

D. Ein- und ausschleichende D.

H. Nicht ohne ärztlichen Rat absetzen; Leberfunktionsuntersuchung erforderlich, insbesondere zu Therapiebeginn

KI. Kdr. < 4 J.; strenge Indikationsstellung während Schwangerschaft u. Stillzeit

NW. Hautausschlag o. Fieber u. Lymphknotenschwellung (g) (sofort Arzt informieren); Sehstör. (g), Schwindel (g), Schläfrigkeit (g), Kopfschmerzen (g), M/D-Beschw. (g), Reizbarkeit (g), Verwirrtheit (g)

WW. Paracetamol (L.↓), hormonelle Kontrazeptiva↓, Phenytoin (L.↓), Carbamazepin (L.↓), Phenobarbital (L.↓), Primidon (L.↓), Valproinsäure (L.↑)

Diese Angaben sind nicht vollständig – beachten Sie bitte die Erläuterungen und Hinweise in Kapitel 2, S. 11 bis 16.

LANSOPRAZOL

Ulcustherapeutikum, Protonenpumpenhemmer

D. 30 mg/d, max. 60 mg/d bis zu 8 Wo.; Dosisreduktion bei älteren Patienten u. bei Leberfunktionsstör.

KI. Kdr.; schwere Leberfunktionsstör.

NW. Kopfschmerzen (g), M/D-Beschw. (g)

WW. Azolantimykotika↓, Sucralfat (L.↓) – mind.
30 min Abstand halten

Diese Angaben sind nicht vollständig – beachten Sie bitte die
Erläuterungen und Hinweise in Kapitel 2, S. 11 bis 16.

LEVOCABASTIN

Antihistaminikum

A. Suspension vor jeder Anwendung gut schütteln

D. **AT:** 2(–4) × tgl. 1 Tr.
NS: 2(–4) × tgl. 2 Sprühstöße

H. Träger weicher Kontaktlinsen morgens 15 min vor dem Einsetzen der Linsen tropfen o. am Abend, wenn die Sehhilfe entfernt wurde

KI. 1. Trimenon der Schwangerschaft; strenge Indikationsstellung im 2. u. 3. Trimenon der Schwangerschaft

NW. Lokale Reizerscheinungen am Auge bzw. leichtes Brennen der Nasenschleimhaut

Diese Angaben sind nicht vollständig – beachten Sie bitte die Erläuterungen und Hinweise in Kapitel 2, S. 11 bis 16.

LEVODOPA/BENSERAZID

Parkinsonmittel/Dopadecarboxylasehemmer

A. Langzeitbehandlung, regelmäßige Einnahme, Depotform 90 min nach dem Essen

D. Einschleichend, max. 800–1000 mg L-Dopa/d, verteilt auf mind. 3–4 ED

H. Nicht ohne ärztlichen Rat absetzen; evtl. Stör. d. Labortests auf Harnsäure u. Glucose

KI. Patienten < 25 J.; dekompensierte endokrine (z. B. Schilddrüse), renale, hepatische u. kardiale Erkr.; schwere Psychosen, Komb. mit irreversiblem MAO-Hemmer Tranylcypromin u. reserpinhaltigen AM

NW. M/D-Beschw. (h), Hypotonie u. Arrhythmien (g), motorische Stör. (g), Unruhe u. Halluzinationen (g)

WW. Proteinreiche Nahrung (L.-Resorpt.↓), Vitamin B$_6$ in hohen Dosen (L.↓), Sympathomimetika↑, Reserpin (L.↓), Neuroleptika (L.↓), Opioide (L.↓), Antihypertonika↑, irreversibler MAO-Hemmer Tranylcypromin (hypertensive Krisen mgl.)

Diese Angaben sind nicht vollständig – beachten Sie bitte die Erläuterungen und Hinweise in Kapitel 2, S. 11 bis 16.

LEVODOPA/CARBIDOPA

Parkinsonmittel/Dopadecarboxylasehemmer

A. Langzeitbehandlung, regelmäßige Einnahme

D. Einschleichend, max. 800–1000 mg L-Dopa/d, verteilt auf mind. 3–4 ED

H. Nicht ohne ärztlichen Rat absetzen; evtl. Stör. d. Labortests auf Harnsäure u. Glucose

KI. Patienten < 25 J.; dekompensierte endokrine (z. B. Schilddrüse), renale, hepatische u. kardiale Erkr.; schwere Psychosen, Komb. mit irreversiblem MAO-Hemmer Tranylcypromin u. reserpinhaltigen AM

NW. M/D-Beschw. (h), Hypotonie u. Arrhythmien (g), motorische Stör. (g), Unruhe u. Halluzinationen (g)

WW. Proteinreiche Nahrung (L.-Resorpt.↓), Vitamin B_6 in hohen Dosen (L.↓), Sympathomimetika↑, Reserpin (L.↓), Neuroleptika (L.↓), Opioide (L.↓), Antihypertonika↑, irreversibler MAO-Hemmer Tranylcypromin (hypertensive Krisen mgl.)

Diese Angaben sind nicht vollständig – beachten Sie bitte die Erläuterungen und Hinweise in Kapitel 2, S. 11 bis 16.

LEVOMEPROMAZIN

Neuroleptikum, Phenothiazin

D. Individuell, 30–150 mg/d (ambulant), verteilt auf mehrere ED; bei älteren Pat. niedrigere D.

KI. Akute Intoxikationen mit zentraldämpfenden AM u. Alkohol

NW. Dyskinesien, Parkinsonoid, Akathisie; Müdigkeit (g), Mundtrockenheit (g), Akkommodationsstör. (g), Blasenentleerungsstör. (g), Tachykardie (g), Agranulozytose (s) – (Anzeichen: Fieber, Zahnfleisch- u. Mundschleimhautentzündungen, Halsschmerzen sowie grippeähnliche Symptome) – sofort Arzt aufsuchen, keine Selbstmedikation dieser Symptome

WW. Alkohol (L.↑), zentraldämpfende AM↑ (L.↑), Antihypertonika↑, Anticholinergika↑, Levodopa↓, Metoclopramid (NW.↑)

Diese Angaben sind nicht vollständig – beachten Sie bitte die Erläuterungen und Hinweise in Kapitel 2, S. 11 bis 16.

LEVOTHYROXIN-NATRIUM

Schilddrüsenhormon

A.	30 min vor d. Frühstück, regelmäßige Einnahme
D.	Einschleichende D.
H.	Konsequente Fortsetzung der Therapie in Schwangerschaft und Stillzeit
KI.	Hyperthyreose (Ausnahme: Komb. mit Thyreostatika), akuter Herzinfarkt, Angina pectoris bzw. Myokardinfarkt bei älteren Patienten, Myokarditis
NW.	**Bei Überdosierung:** Palpitationen, Unruhe, Gewichtsabnahme, Durchfall
WW.	Salicylate (L.↑), orale Antikoagulanzien↑ (L.↑), blutzuckersenkende Mittel (z.B. Insulin)↓, Colestyramin (L.↓) – 5 h Abstand halten

Diese Angaben sind nicht vollständig – beachten Sie bitte die Erläuterungen und Hinweise in Kapitel 2, S. 11 bis 16.

LINDAN

Antiparasitikum

A. Nicht in die Augen u. auf Schleimhäute; gleichzeitige Behandlung enger Kontaktpersonen

D. **Kopfläuse/Filzläuse:** Gel (ca. 15 g 0,3 %) im gewaschenen, feuchten Haar gleichmäßig verteilen, mind. 3 d einwirken lassen, nach 8–10 d Kontrolle, evtl. Nachbehandlung
Krätze, Erw: Emulsion abends auf trockene Haut auftragen, vorher d. Haut von öliger Schicht befreien, morgens mit lauwarmem Wasser wieder abwaschen, 3 d lang durchführen
Krätze, Kdr. (3–10 J.): nur 3 h Einwirkzeit, 2 d lang durchführen

H. Sehr warme Räume, heiße Bäder u. heißes Fönen meiden (um mgl. Einatmen zu verhindern); bei NW./Überdosierung AM absetzen u. sofort Arzt aufsuchen; Leibwäsche, Bettwäsche u. Handtücher tgl. wechseln

KI. Stillzeit, Hauterkr., Epilepsie, Abwehrschwäche

NW. **Bei Überdosierung:** M/D-Beschw., Kopfschmerz, Schwindel, Verwirrtheit, Übererregbarkeit, Krämpfe, bläuliche Hautverfärbung, Bewußtlosigkeit, Atemlähmung

WW. Kosmetika wie Seife, Syndets, stark fetthaltige Produkte (L.-Resorpt.↑)

Diese Angaben sind nicht vollständig – beachten Sie bitte die Erläuterungen und Hinweise in Kapitel 2, S. 11 bis 16.

α-LIPONSÄURE

Neuropathiemittel

D. 200–600 mg/d

KI. Kdr. u. Jgl.

WW. Alkohol (L.↓), Cisplatin↓ , Antidiabetika↑

Diese Angaben sind nicht vollständig – beachten Sie bitte die
Erläuterungen und Hinweise in Kapitel 2, S. 11 bis 16.

LISINOPRIL

Antihypertonikum, Mittel gegen Herzinsuffizienz, ACE-Hemmer

A. Regelmäßige Einnahme

D. 1 × tgl. 2,5–10 mg morgens; vorsichtige, einschleichende D. bei Patienten unter Diuretika-Therapie (Gefahr übermäßiger Blutdrucksenkung)

H. Nicht ohne ärztlichen Rat absetzen; in der Selbstmedikation Paracetamol zur Schmerztherapie empfehlen

KI. Kdr. < 14 J., Zustand nach Nierentransplantation, Dialyse, Desensibilisierungstherapie (Insektengifte), Schwangerschaft 2. u. 3. Trimenon/Stillzeit

NW. Trockener Reizhusten (h), Kopfschmerzen (g), Schwindel (g), Sehstörungen (g), M/D-Beschw. (g), Nierenfunktionsstör. (g), Hautausschlag (g); Quincke-Ödem im Gesicht (s) – kann lebensbedrohlich sein, ACE-Hemmer sofort absetzen u. Arzt aufsuchen

WW. Alkohol↑, ASS (L.↓), Kalium-Präparate u. Kalium sparende Diuretika (Hyperkaliämie), Antihypertonika (Blutdruck↓), Allopurinol u. Immunsuppressiva u. system. Corticoide (Leukopenierisiko↑), Clozapin (Hämatotox.↑), Methotrexat (Tox.↑), Lithium↑, orale Antidiabetika u. Insulin (Hypoglykämierisiko↑), Metformin (Lactatazidose-Risiko↑), NSAR (L.↓), Diuretika (L.↑)

Diese Angaben sind nicht vollständig – beachten Sie bitte die Erläuterungen und Hinweise in Kapitel 2, S. 11 bis 16.

LITHIUM

Psychopharmakon

H. Der Plasmalithiumspiegel sollte bei ca. 1–1,2 mmol/l liegen

KI. Schwere Herzfunktionsstör., Nierenfunktionsstör., 1.–4. Schwangerschaftsmonat

NW. **In der Einstellungsphase:** feinschlägiger Tremor, Übelkeit, Durst u. vermehrte Harnausscheidung
Bei Langzeittherapie: Gewichtszunahme, Hypothyreose, euthyreote Struma u. Dermatosen
Durchfälle u. ein grobschlägiger Tremor sind Zeichen einer beginnenden Überdosierung

WW. NSAR (L.↑), Saluretika (L.↑), Methyldopa (L.↑), Jodverbindungen (strumigene W.↑), Acetazolamid (L.↓), Ammoniumchlorid (L.↑), ACE-Hemmer (L.↑), Clozapin (Hämatotox.↑)

Diese Angaben sind nicht vollständig – beachten Sie bitte die Erläuterungen und Hinweise in Kapitel 2, S. 11 bis 16.

LOPERAMID

Antidiarrhoikum

D. **Erw.:** initial 4 mg, dann nach jedem ungeformten (weichen) Stuhl 2 mg; max. 12 mg/d
Kdr. > 12 J.: initial u. nach jedem ungeformten (weichen) Stuhl 2 mg; max. 8 mg/d
Berechnet als Loperamid-HCl

H. Absetzen, wenn Durchfall länger als 48 h; wegen Flk.-/Salzverlust gesüßten Tee, Saft, Salzgebäck, klare Brühe zu sich nehmen; ohne ärztliche Verordnung nicht länger als 2 d einnehmen, bzw. absetzen bei Obstipation

KI. Kdr. < 2 J., Kdr. < 12 J. (Selbstmedikation); Stillzeit, Ileus
In der Selbstmedikation: Durchfall mit Fieber u./o. blutigem Stuhl, Durchfall während/nach Antibiotika-Einnahme, akuter Schub einer Colitis ulcerosa, schwere Leberfunktionsstör.

NW. Kopfschmerzen (g)

Diese Angaben sind nicht vollständig – beachten Sie bitte die Erläuterungen und Hinweise in Kapitel 2, S. 11 bis 16.

LORATADIN

H$_1$-Antihistaminikum

D.   **Erw. u. Kdr. > 12 J.:** 10 mg/d
      Kdr. > 30 kg KG: 10 mg/d
      Kdr. < 30 kg KG: 5 mg/d, max. 6 Mon.

KI.   Kdr. < 2 J. (Saft, BTA), Kdr. < 6 J. (Tbl.)

NW. Mundtrockenheit (g)

WW. Cimetidin (L.-Plasmakonz.↑)

Diese Angaben sind nicht vollständig – beachten Sie bitte die
Erläuterungen und Hinweise in Kapitel 2, S. 11 bis 16.

LORAZEPAM

Tranquilizer, Benzodiazepin

D.   0,5–2,5 mg/d

H.   Überhangeffekte am Morgen nach abendlicher Gabe mgl.
Cave: Abhängigkeit, Entzugssyndrom

KI.   Kdr. u. Jgl. (Ausnahmen vgl. Fachliteratur); AM-, Drogen-, Alkoholabhängigkeit

NW.   Müdigkeit (h), Konzentrationsschwäche (h)

WW.   Alkohol↑ (L.↑), zentralwirksame AM↑ (auch Dextromethorphan u. Antiallergika, z.B. Diphenhydramin), Muskelrelaxanzien↑, Methotrexat (Tox.↑)

Diese Angaben sind nicht vollständig – beachten Sie bitte die Erläuterungen und Hinweise in Kapitel 2, S. 11 bis 16.

LORMETAZEPAM

Hypnotikum, Benzodiazepin

A. 30 min vor dem Schlafengehen einnehmen

D. 0,5–2 mg/d

H. Überhangeffekte am Morgen nach abendlicher Gabe mgl.
Cave: Abhängigkeit, Entzugssyndrom

KI. Kdr. u. Jgl. (Ausnahmen vgl. Fachliteratur); AM-, Drogen-, Alkoholabhängigkeit

NW. Müdigkeit (h), Konzentrationsschwäche (h)

WW. Alkohol↑ (L.↑), zentralwirksame AM↑ (auch Dextromethorphan u. Antiallergika, z.B. Diphenhydramin), Muskelrelaxanzien↑, Methotrexat (Tox.↑)

Diese Angaben sind nicht vollständig – beachten Sie bitte die Erläuterungen und Hinweise in Kapitel 2, S. 11 bis 16.

LOSARTAN

Antihypertonikum, Angiotensin-Antagonist

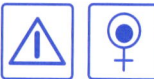

D. 1–2 × tgl. 50 mg Losartan-Kalium

H. Blutdrucksenkung setzt langsam ein

KI. Kdr. u. Jgl.; schwere L/N-Funktionsstör.

NW. Schwindel (g), M/D-Beschw. (s), Benommenheit (s), Kopfschmerzen (s)

WW. Kalium u. kaliumsparende Diuretika (Hyperkaliämie); Antihypertonika – z. B. β-Blocker u. Calciumantagonisten u. Diuretika (verstärkter Blutdruckabfall)

Diese Angaben sind nicht vollständig – beachten Sie bitte die Erläuterungen und Hinweise in Kapitel 2, S. 11 bis 16.

LOVASTATIN

Lipidsenker, Cholesterol-Synthese-Enzymhemmer

A. Abends (bzw. morgens u. abends)

D. Initial 20 mg/d, Steigerung bis 80 mg/d mgl.; Dosisanpassung frühestens nach 4 Wo.

H. Nicht mit Grapefruitsaft einnehmen; langfristige, regelmäßige Einnahme sowie cholesterinarme Diät erforderlich; bei Muskelschmerzen u. Muskelschwäche Arzt aufsuchen; eine wirksame Empfängnisverhütung sollte bei der Behandlung von Frauen gewährleistet sein

KI. Kdr. u. Jgl.; Leberfunktionsstör., Cholestase, Myopathie

NW. M/D-Beschw. (g), Kopfschmerzen (g), Hautausschlag (g), Muskelschmerzen u. -schwäche (g)

WW. Orale Antikoagulanzien (Prothrombinzeit verlängert); Immunsuppressiva (z. B. Ciclosporin) u. weitere Lipidsenker (z. B. Fibrate, Nicotinsäure) u. Makrolidantibiotika erhöhen das Myopathie-Risiko; Colestyramin u. Colestipol (L.↓) – 4 h Abstand halten

Diese Angaben sind nicht vollständig – beachten Sie bitte die Erläuterungen und Hinweise in Kapitel 2, S. 11 bis 16.

MAGALDRAT

Antacidum

A.   1–2 h nach d. Mahlzeiten u. vor dem Schlafengehen; Tbl. gründlich kauen o. lutschen, Susp.
unverdünnt anwenden u. vor Gebrauch schütteln!

H.   Nicht mit säurehaltigen Getränken, z. B. Obstsäften o. Wein, einnehmen (Aluminium-Aufnahme aus d. Darm↑); Meiden von reizenden,
blähenden o. die Obstipation fördernden Speisen, Kaffee, Nicotin o. Stress; Suspension vor
Frost geschützt aufbewahren

KI.   Nierenfunktionsstör., Dialysepatienten

NW.   Weiche Stühle (h)

WW.   Eisenpräp.↓, Gyrasehemmer↓ (z. B. Ofloxacin
u. Ciprofloxacin), Tetracycline↓; grundsätzlich
bei der Einnahme von weiteren AM 2 h Abstand
halten

Diese Angaben sind nicht vollständig – beachten Sie bitte die
Erläuterungen und Hinweise in Kapitel 2, S. 11 bis 16.

MAGNESIUMHYDROGEN-ASPARTAT

Mineralstoff

D. 1–3 × tgl. 5 mmol = 10 mval = 121,5 mg Magnesium; bei chron. Magnesiummangel: Einnahme mind. 4 Wo.

H. Bei Durchfall Tagesdosis reduzieren o. das AM vorübergehend absetzen

KI. Schwere Nierenfunktionsstör.

NW. Weiche Stühle, Müdigkeitserscheinungen bei hochdosierter u. Langzeit-A. (Hinweis auf erhöhten Magnesium-Spiegel)

WW. Eisen↓ u. Tetracycline↓ u. Natriumfluorid↓ (M.↓) – 2 h Abstand halten

Diese Angaben sind nicht vollständig – beachten Sie bitte die Erläuterungen und Hinweise in Kapitel 2, S. 11 bis 16.

MEBENDAZOL

Anthelminthikum

D. **Madenwürmer:** Einmaldosis 100 mg, Wdh. nach 2–4 Wo.
Spul-, Peitschen-, Hakenwürmer, Mischbefall: morgens u. abends 100 mg über 3 d
Bandwürmer, Zwergfadenwürmer: morgens und abends 200–300 mg über 3 d
Hundebandwürmer, Trichine: besondere D.

H. Fettreiche Kost verbessert Wirkstoffresorption

KI. **Tbl. zu 100 mg:** Kdr. < 1 J.
Tbl. zu 500 mg: Kdr. < 14 J.; Leberfunktionsstör.

NW. **Tbl. zu 100 mg:** M/D-Beschw.(g)
Tbl. zu 500 mg: M/D-Beschw. (g), Blutbildveränderungen (g), Überempfindlichkeitsreakt., Fieberschübe, reversible Leberfunktionsstör., Hepatitis

WW. **Tbl. zu 100 mg:** Cimetidin (M.↑, Verzögerung des M.-Abbaus)
Tbl. zu 500 mg: Senkung des Insulinbedarfs, Cimetidin (M.↑)

Diese Angaben sind nicht vollständig – beachten Sie bitte die Erläuterungen und Hinweise in Kapitel 2, S. 11 bis 16.

MEDAZEPAM

Tranquilizer, Benzodiazepin

D.   10–30 mg/d, max. 60 mg/d

H.   Überhangeffekte am Morgen nach abendlicher Gabe mgl.
Cave: Abhängigkeit, Entzugssyndrom

KI.   Kdr. u. Jgl. (Ausnahmen vgl. Fachliteratur); AM-, Drogen-, Alkoholabhängigkeit

NW.   Müdigkeit (h), Konzentrationsschwäche (h)

WW.   Alkohol↑ (M.↑), zentralwirksame AM↑ (auch Dextromethorphan u. Antiallergika, z. B. Diphenhydramin), Cimetidin (M.↑), Muskelrelaxanzien↑, Methotrexat (Tox.↑)

Diese Angaben sind nicht vollständig – beachten Sie bitte die Erläuterungen und Hinweise in Kapitel 2, S. 11 bis 16.

MEFLOQUIN

Antimalariamittel

D. **Prophylaxe:** 250 mg/Wo. stets am gleichen Wochentag; erste Dosis 1 Wo. (bei erstmaliger A. auch 2–3 Wo.) vor Eintreffen im Malariagebiet, weitere Einnahme in wöchentlichen Abständen bis 4 Wo. nach Verlassen des Malariagebietes. Wenn die Einnahme der 1. Dosis eine Woche vor Einreise nicht mgl. ist: 1 × tgl. 250 mg an 3 aufeinanderfolgenden Tagen, danach in wöchentlichen Abständen 250 mg

H. Bei Auftreten von psychischen Veränderungen (z. B. Angst o. Verwirrtheit) AM absetzen u. Arzt aufsuchen

KI. Kkdr.
Prophylaxe: Sgl. < 3 Mon. u. < 5 kg KG; Personen, die auf ihr räumliches Vorstellungsvermögen u. Konzentration besonders angewiesen sind (Piloten, Taucher, Busfahrer); Epilepsie, psych. Stör.; Komb. mit Halofantrin

NW. M/D-Beschw. (h), Schwindel (g), Schlafstör. (g), Akkommodationsstör. (g)

WW. Orale Typhusschutzimpfung (3 d Abstand zu M.), Halofantrin (Herzrhythmusstör.); β-Blocker u. Antiarrhythmika u. Calciumantagonisten (kardiodepressive W.↑); Chinin u. Chinidin u. Chloroquin u. Gyrasehemmer (Krampfrisiko↑); Valproinsäure↓; M. frühestens 12 h nach letzter Chiningabe einnehmen

Diese Angaben sind nicht vollständig – beachten Sie bitte die Erläuterungen und Hinweise in Kapitel 2, S. 11 bis 16.

MELOXICAM

NSAR

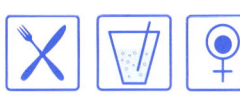

D. 1 × tgl. 7,5–15 mg (Tabl. od. Supp.), höhere Dos. ist nicht wirksamer

H. Bei starken Oberbauchbeschw. o. Schwarzfärbung d. Stuhls sofort Arzt aufsuchen

KI. Kdr. < 15 J.; M/D-Ulcera

NW. M/D-Beschw. (g), Benommenheit (g), Schwindel (g), Kopfschmerzen (g)

WW. ASS u. NSAR (NW.↑), orale Antikoagulanzien (Blutungsrisiko↑), Methotrexat (Tox.↑), Lithium↑, Ciclosporin (Nephrotox.↑), Diuretika↓, Antihypertonika↓, Glucocorticoide (Risiko M/D- Blutungen↑), Colestyramin (M.↓)

Diese Angaben sind nicht vollständig – beachten Sie bitte die Erläuterungen und Hinweise in Kapitel 2, S. 11 bis 16.

MELPERON

Neuroleptikum, Butyrophenon

D. Individuell, max. 600 mg/d Melperon-HCl, verteilt auf mehrere ED

KI. Kdr. < 12 J.; akute Intoxikationen mit zentraldämpfenden AM und Alkohol

NW. Dyskinesien, parkinsonoides Krankheitsbild, Akathisie; Müdigkeit (g), Mundtrockenheit (g), Akkommodationsstör. (g), Blasenentleerungsstör. (g), Tachykardie (g), Agranulozytose (s) – (Anzeichen: Fieber, Zahnfleisch- u. Mundschleimhautentzündungen, Halsschmerzen sowie grippeähnliche Symptome) – sofort Arzt aufsuchen, keine Selbstmedikation dieser Symptome

WW. Alkohol (M.↑), zentraldämpfende AM↑ (M.↑), Antihypertonika↑, Anticholinergika↑, Levodopa↓, Metoclopramid (NW.↑)

Diese Angaben sind nicht vollständig – beachten Sie bitte die Erläuterungen und Hinweise in Kapitel 2, S. 11 bis 16.

MESALAZIN

Antiphlogistikum, Darmmittel

A.   **Tbl.:** 1 h vor dem Essen
Klysmen: nur abends zur Akutbehandlung anwenden

D.   **Tbl.:** 3 × tgl. 500 mg
Supp.: 3 × tgl. 250–500 mg
Klysmen: 1 × tgl. 1–4 g (max. 2–4 Wo.)

KI.   Sgl. u. Kkdr.; Stillzeit, schwere L/N-Funktions-
stör., M/D-Ulcera, krankhaft erhöhte Blutungsneigung

NW.   M/D-Beschw. (h)

WW.   Sulfonylharnstoff-Antidiabetika↑, Glucocorticoide u. orale Antikoagulanzien (gastrointestinale Blutungsgefahr↑), Spironolacton↓, Furose-
mid↓

Diese Angaben sind nicht vollständig – beachten Sie bitte die
Erläuterungen und Hinweise in Kapitel 2, S. 11 bis 16.

METAMIZOL

Analgetikum, Antipyretikum, Antiphlogistikum, Spasmolytikum

D. Bis 4 × tgl. 500–1000 mg, ED über 1000 mg selten
Berechnet als Metamizol-Na

H. Dauergebrauch vermeiden!

KI. Sgl. < 3 Mon.; Analgetika-Intoleranz, Blutbildungsstör.

NW. Rotfärbung d. Urins mgl., Überempfindlichkeitsreakt. (Schock, Agranulozytose, Hautreakt., Analgetika-Asthma); Schock u. Agranulozytose selten, jedoch lebensbedrohlich (Anzeichen für Agranulozytose: Fieber, Zahnfleisch- u. Mundschleimhautentzündungen, Halsschmerzen sowie grippeähnliche Symptome) – sofort Arzt aufsuchen, keine Selbstmedikation dieser Symptome

WW. Ciclosporin↓

Diese Angaben sind nicht vollständig – beachten Sie bitte die Erläuterungen und Hinweise in Kapitel 2, S. 11 bis 16.

METFORMIN

Orales Antidiabetikum, Biguanid

A. Gleichmäßig über den Tag verteilt einnehmen; regelmäßige Einnahme

D. Einschleichende D., 500–3000 mg/d Metformin-HCl

H. Diät einhalten, Körpergewicht normalisieren, körperliche Überanstrengung meiden; bei Unterzuckerung (Schwitzen, Zittern, Unruhe) Traubenzucker zuführen; β-Blocker können die Frühwarnzeichen einer Hypoglykämie abschwächen; Übelkeit, Erbrechen u. Durchfall können Anzeichen einer beginnenden Lactatazidose sein!

KI. Patienten (> 65 J.) je nach Körperzustand; L/N-Funktionsstör., schwere H/K-Erkr., schwere Lungenerkr. mit Hypoxie, Alkoholabusus, schwere Infekte, Röntgenuntersuchungen mit i.v.-Kontrastmitteln

NW. **In der Einstellungsphase:** M/D-Beschw. (h), metallischer Geschmack; bei Verdacht auf Lactatazidose (M/D-Beschw., Muskelschmerzen, Hyperventilation) Therapie sofort abbrechen u. Arzt aufsuchen

WW. Alkohol, Disulfiram u. NSAR u. ACE-Hemmer u. Cimetidin (Lactatazidose-Risiko↑); Glucocorticoide (M.↓), Schilddrüsenhormone (M.↓), Sympathomimetika (M.↓), β-Blocker u. ACE-Hemmer (Hypoglykämie-Risiko↑), Phenprocoumon↓
Komb. mit Orlistat nicht empfohlen (da Mangel an Daten)

Diese Angaben sind nicht vollständig – beachten Sie bitte die Erläuterungen und Hinweise in Kapitel 2, S. 11 bis 16.

METHOCARBAMOL

Myotonolytikum

D. 3 × tgl. 1500 mg

KI. Kdr. < 12 J.

NW. Benommenheit (g), Schwindel (g), leichte Übelkeit (g)

WW. Alkohol u. zentralwirksame AM (M.-NW.↑)

Diese Angaben sind nicht vollständig – beachten Sie bitte die Erläuterungen und Hinweise in Kapitel 2, S. 11 bis 16.

METHOTREXAT

Antirheumatikum/Basistherapeutikum, Zytostatikum, Antimetabolit

A. Abendliche Einnahme einmal wöchentlich

D. Bis 30 mg **pro Woche;** Tumortherapie vgl. Fachliteratur

H. Auf reichliche Flüssigkeitszufuhr achten; wenig, am besten kein Alkohol; eine wirksame Empfängnisverhütung sollte – auch bei der Behandlung des männlichen Partners – während u. bis 6 Mon. nach d. Therapie gewährleistet sein. Regelmäßige Inspektion d. Mundhöhle u. d. Rachens auf Schleimhautveränderungen
Unterbrechung d. M.-Therapie u. Arztkonsultation bei: Diarrhoe, Ulcerationen d. Mundschleimhaut, trockenem Reizhusten, Gefäßentzündungen, herpetiformen Hautveränderungen, allergischen Reakt. o. Fieber; Impfungen mit Lebendvakzinen vermeiden

KI. L/N-Funktionsstör., Blutbildungsstör., akute Infektionen, M/D- Ulcera, schwere Knochenmarksdepression, Komb. mit Cotrimoxazol

NW. **Bei Dosierung bis 30 mg pro Wo.:** M/D-Beschw. (h), Leberfunktionsstör. (h), Entzündungen u. Ulcerationen d. Mundschleimhaut (g), Nierenfunktionsstör., Exantheme (g), Erytheme (g), Juckreiz (g), trockener Husten, Menstruationsstör., Haarausfall, Zunahme d. Rheumaknoten, Herpes zoster, Vaskulitis, herpetiforme Hauteruptionen, ZNS-Stör., allerg. Reakt., Fieber, Immunsuppression

WW. NSAR u. Salicylate u. Phenytoin u. Tranquilizer u. Barbiturate u. Tetracycline u. Sulfonamide u. Cotrimoxazol u. ACE-Hemmer u. Rofecoxib (M.-Tox.↑)

Diese Angaben sind nicht vollständig – beachten Sie bitte die Erläuterungen und Hinweise in Kapitel 2, S. 11 bis 16.

METHYLPREDNISOLON

Nichthalogeniertes Glucocorticoid

A. Tbl. unzerkaut einnehmen.

D. **Initial:** 12–80 mg
Erhaltungsdosis: allgem. 4–8 (–16) mg/d, ausschleichende D. bei Einnahme über 2 Wo.

H. Nicht ohne ärztlichen Rat absetzen; viel Bewegung, bewußte Ernährung (bevorzugt Obst, bes. Bananen, Gemüse, Milch, wenig Fett u. KH, Salz meiden); tägliche Gewichtskontrolle
Bei Ulcus-Anamnese ggf. Antacida einnehmen
AS: keine Kontaktlinsen tragen

KI. Schwerer Diabetes, Glaukom, M/D-Ulcera, ausgeprägte Hypertonie, Infektionen (Bakterien, Viren, Pilze, Parasiten), psychiatrische Anamnese, schwere Osteoporose, 8 Wo. vor bis 2 Wo. nach Schutzimpfungen; kritische Indikationsstellung im Wachstumsalter
Für Substitution o. bei vitaler Indikation keine KI.

NW. **Bei kurzfristiger A. (bis 10 d):** geringe NW., jedoch Blutungen im M/D-Trakt, Blutdruckanstieg u. herabgesetzte Widerstandsfähigkeit gegenüber Infektionen mgl.
Bei längerfristiger A.: Osteoporose, Natrium- u. Wasserretention mit Ödembildung, verminderte Glucosetoleranz u. Diabetes, Gewichtszunahme, Fettverteilungsstör., Infektionsresistenz↓, Maskierung von Entzündungen, Wundheilung↓, Stimmungsschwankungen, akute Psychosen
Bei längerfristiger lokaler A.: syst. NW. mgl. sowie Hautatrophien u.w.

WW. NSAR (M/D-Blutungsgefahr↑), Antidiabetika↓, Herzglykoside↑ (durch Kaliummangel), ACE-Hemmer (Blutbildveränderungen), orale Antikoagulanzien↓, Saluretika (Kalium-Ausscheidung↑), Rifampicin u. Phenytoin u. Barbiturate (M.↓)

Diese Angaben sind nicht vollständig – beachten Sie bitte die Erläuterungen und Hinweise in Kapitel 2, S. 11 bis 16.

METILDIGOXIN

Herzglykosid

A. In der Erhaltungstherapie regelmäßig und zu den gleichen Tageszeiten einnehmen

D. Individuell; mittlere Erhaltungsdosis 0,15 mg/d Metildigoxin 0,5-Aceton

H. Ärztliche Dosierung einhalten; geringe therapeutische Breite

KI. Vorsicht bei fortgeschrittener Niereninsuffizienz

NW. Arrhythmien, Brechreiz, Kopfschmerzen u. Stör. d. Farbsehens (Gelb/Grün-Bereich) sind Zeichen einer Überdosierung (beobachtet bei 5–10% d. Patienten, bes. > 70 J., obgleich die Wirkstoffkonzentration im Serum im therapeutischen Bereich liegt)

WW. Laxanzien (Anthranoide, Bisacodyl, Natriumpicosulfat) erhöhen die Glykosidempfindlichkeit durch Hypokaliämie; Amiodaron (M.↑), Propafenon (M.↑), Calciumantagonisten vom Nifedipin- o. Verapamiltyp (M.↑); Thiazid- u. Schleifendiuretika u. Glucocorticoide (M.-Tox.↑); Colestyramin (M.↓); keine i.v.-Gabe von Calciumpräp.

Diese Angaben sind nicht vollständig – beachten Sie bitte die Erläuterungen und Hinweise in Kapitel 2, S. 11 bis 16.

METOCLOPRAMID

Peristaltikanreger, Antiemetikum, D$_2$-Antagonist

D.   **Oral:** 3–4 × tgl. 10 mg
Rektal: 1–3 × tgl. 20 mg
Berechnet als Metoclopramid-HCl

KI.   Kdr. < 2 J., Kdr. < 14 J. (Tbl./Kps); Darmver-
schluss, Darmdurchbruch, M/D-Blutungen,
Epilepsie, extrapyramidalmotorische Stör., z. B.
M. Parkinson

NW.   Diarrhoe (g), Müdigkeit (g), Kopfschmerz (g),
Schwindel (g)
Bei starker innerer Unruhe oder bei Krampfer-
scheinungen im Kopf-, Hals-, Schulterbereich –
dyskinetisches Syndrom (ss) – vorwiegend bei
Kdrn. – AM absetzen u. Arzt aufsuchen

WW.   Resorption von anderen AM wird verändert:
Alkohol u. zentraldämpfende AM u. Paracetamol u. versch. Antibiotika (Resorpt.↑); Digoxin
u. Cimetidin (Resorpt.↓), Anticholinergika
(M.↓); Neuroleptika u. Antidepressiva u. Sympathomimetika u. MAO-Hemmer (extrapyramidale Reakt. mgl.); Ciclosporin↑

Diese Angaben sind nicht vollständig – beachten Sie bitte die
Erläuterungen und Hinweise in Kapitel 2, S. 11 bis 16.

METOPROLOL

β-Rezeptorenblocker

A. Regelmäßige Einnahme

D. 50–200 mg/d Metoprololtartrat, ein- u. ausschleichende D. erforderlich

H. Nicht ohne ärztlichen Rat absetzen! Diabetiker darauf hinweisen, dass die Frühwarnzeichen einer drohenden Unterzuckerung durch Metoprolol maskiert werden können; Kontaktlinsenträger informieren, dass die Augen evtl. trockener werden

KI. Asthma, Hypotonie (RR systolisch < 90 mm Hg), Bradykardie (< 50/min)

NW. **In der Einstellungsphase:** Müdigkeit (g), Schwindel (g), Kopfschmerzen (g), M/D-Beschw.; kalte Extremitäten, Verschlechterung der Blutfettwerte mgl.

WW. Insulin u. Sulfonylharnstoff-Antidiabetika u. Metformin (Hypoglykämierisiko↑); Antihypertonika↑; andere antiarrhythmisch wirkende AM (Reizleitungsstör. u. Minderung der Herzkraft)

Diese Angaben sind nicht vollständig – beachten Sie bitte die Erläuterungen und Hinweise in Kapitel 2, S. 11 bis 16.

METRONIDAZOL

Chemotherapeutikum

D. Nicht länger als 10 d anwenden (mutagenes/karzinogenes Risiko im Tierversuch)

H. Auch bei vaginaler Metronidazol-A. auf mgl. Alkoholunverträglichkeit hinweisen! Bei Trichomoniasis ist die Behandlung des Partners zu empfehlen

KI. ZNS-Stör., z. B. Epilepsie; Neuropathien

NW. M/D-Beschw. (g), zentralnervöse Stör. (s) – Kopfschmerzen, Schwindel, Verwirrtheit, periphere Neuropathien u. Krampfanfälle; Auftreten von dunklem Urin (Stoffwechselprodukt ohne Krankheitswert)

WW. Alkohol (Unverträglichkeitsreakt.), orale Antikoagulanzien↑, Phenytoin↑, Phenobarbital (M.↓), Disulfiram (erhöhtes Psychose-Risiko)

Diese Angaben sind nicht vollständig – beachten Sie bitte die Erläuterungen und Hinweise in Kapitel 2, S. 11 bis 16.

MIDODRIN

Antihypotonikum, α-Sympathomimetikum

D. Einschleichend auf 2 × tgl. 2,5 mg Midodrin-HCl (abends vor d. Schlafengehen u. morgens nach d. Aufstehen)

H. In der Selbstmedikation nicht bei Hypertonie anwenden; bei langfristiger Gabe kann es bei mit Antidiabetika eingestellten Diabetikern zur Erhöhung d. Blutzuckerwerte kommen

KI. Prostatahypertrophie, KHK, Herzrhythmusstör., Hyperthyreose, Engwinkelglaukom
Vorsicht bei Langzeitanwendung u. hoher Dosierung im II. Trimenon der Schwangerschaft

NW. Herzrhythmusstör., Kopfschmerzen, Muskeltremor, Unruhe

WW. Appetitzügler (wechselseitige Toxizitätssteigerung), Antihistaminika (M.↑), α- u. β-Blocker (Blutdruck wird unkontrollierbar), Herzglykoside (Herzrhythmusstör.)

Diese Angaben sind nicht vollständig – beachten Sie bitte die Erläuterungen und Hinweise in Kapitel 2, S. 11 bis 16.

MIRTAZAPIN

Tetracyclisches Antidepressivum

A. Wenn schlafanstoßende W. erwünscht ist, als Einmaldosis abends einnehmen; Eintritt d. antidepressiven W. nach ca. 1–2 Wo.

D. Ein- u. ausschleichende D. erforderlich
Initial: 15 mg/d
Erhaltungsdosis: 15–45 mg/d, TD nur abends o. verteilt auf 2 ED morgens u. abends

H. Beim Auftreten einer Gelbsucht o. grippeähnlicher Symptome (z. B. Fieber, Zahnfleisch-, Mundschleimhautentzündung u./o. Halsschmerzen) als Zeichen einer akuten Knochenmarksdepression AM absetzen u. Arzt aufsuchen

KI. Komb. mit MAO-Hemmern (14 d Behandlungspause)

NW. Müdigkeit (h), verstärkter Appetit (g), Gewichtszunahme (g), Benommenheit (g)

WW. Alkohol↑ (M.↑), Johanniskraut (M.↓), Benzodiazepine (sedierende W.↑), MAO-Hemmer (schwere NW.)

Diese Angaben sind nicht vollständig – beachten Sie bitte die Erläuterungen und Hinweise in Kapitel 2, S. 11 bis 16.

MIZOLASTIN

H_1-Antihistaminikum

D.   1 × tgl. 10 mg

KI.   Schwere Leberfunktionsstör., Hypokaliämie, Herzerkr.; Komb. mit syst. wirkenden Azolantimykotika (z. B. Ketoconazol); Komb. mit Makrolidantibiotika (z. B. Erythromycin); Komb. mit Klasse I/III-Antiarrhythmika (z. B. Chinidin, Propafenon, Amiodaron, Sotalol)

NW.   Müdigkeit, Appetitsteigerung, Mundtrockenheit, M/D-Beschw., Kopfschmerzen

WW.   Azolantimykotika (z. B. Ketoconazol) u. Makrolidantibiotika (z. B. Erythromycin) (M.-Plasmakonz.↑); Klasse I/III-Antiarrhythmika (z. B. Chinidin, Propafenon, Amiodaron, Sotalol)(Herzrhythmusstör.); Vorsicht bei starken Hemmstoffen von Cytochrom P 450, z. B. Cimetidin u. Nifedipin u. Ciclosporin

Diese Angaben sind nicht vollständig – beachten Sie bitte die Erläuterungen und Hinweise in Kapitel 2, S. 11 bis 16.

MOCLOBEMID

Antidepressivum, Reversibler MAO-Hemmer Typ A

D. 2 × tgl. 75–150 mg, max. 600 mg/d

H, Größere Mengen tyraminreicher Nahrungs-
mittel (z. B. alten, sehr reifen Käse) meiden

KI. Kdr.; akute Verwirrtheitszustände; Komb. mit
Sumatriptan, Zolmitriptan, Mirtazapin (14 d
Behandlungspause), Pethidin, Selegilin, Clomipramin u. Serotoninwiederaufnahmehemmern,
z. B. Fluoxetin, Sertralin

NW. Antriebssteigerung (g), Schlafstör. (g), Schwindel (g), Übelkeit (g), Kopfschmerzen (g)

WW. Sympathomimetika↑, Dextromethorphan
(schwere zentralnervöse Stör. mgl.), Cimetidin
(M.↑), Opioid-Analgetika↑; Pethidin, Selegilin,
Clomipramin, Serotoninwiederaufnahmehemmer, z. B. Fluoxetin, Sertralin (tödlich verlaufende WW. mgl.); Sumatriptan u. Zolmitriptan W. u. WW.↑; Mirtazapin (schwere NW.)

Diese Angaben sind nicht vollständig – beachten Sie bitte die
Erläuterungen und Hinweise in Kapitel 2, S. 11 bis 16.

MOLSIDOMIN

Koronartherapeutikum

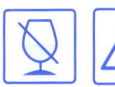

D. 2–3 × tgl. 1–4 mg bis max. 3 × tgl. 8 mg (Retard)

H. Keine Toleranzentwicklung; nicht zur Anfallskupierung d. Angina pectoris geeignet

KI. Hypotonie systolisch < 90 mm Hg

NW. Kopfschmerzen (g)

WW. Alkohol (Blutdruck senkende W.↑); Antihypertonika – z. B. β-Blocker u. Calciumantagonisten
(Blutdruck senkende W.↑), Sildenafil (Blut-
druck↓ u. Kreislaufdepression, z. T. mit Todesfolge)

Diese Angaben sind nicht vollständig – beachten Sie bitte die
Erläuterungen und Hinweise in Kapitel 2, S. 11 bis 16.

MONTELUKAST

Antiasthmatikum, Leukotrien-Rezeptorantagonist

A. Regelmäßige Einnahme, auch bei Beschwerdefreiheit; inhalative u. orale Glucocorticoide
nicht absetzen o. reduzieren

D. **Erw.:** 1 × tgl. 10 mg (vor dem Schlafengehen)
Kdr. 6–14 J.: 1 × tgl. 5 mg (vor dem Schlafengehen, 2 h nach der letzten Mahlzeit kauen)

H. Nicht zur Akutbehandlung geeignet!

KI. **Cave:** Kdr. < 6 J.; Schwangerschaft u. Stillzeit –
es liegen keine Erfahrungen vor

NW. **Bei Kdrn.:** Fieber (g), Durchfall (g), Influenza
(g), Sinusitis (g);
Bei Erw.: Kopfschmerzen (g), abdominelle
Schmerzen (g)

WW. Phenytoin u. Phenobarbital u. Rifampicin (M.↓)

Diese Angaben sind nicht vollständig – beachten Sie bitte die
Erläuterungen und Hinweise in Kapitel 2, S. 11 bis 16.

MORPHINSULFAT

Opioid-Analgetikum

A. Bei chronischen Schmerzen Anwendung nach Zeitplan

D. Individuell, schrittweise Dosisanpassung; ggf. 2 × tgl. 60–200 mg Morphinsulfat × 5H$_2$O (Retard)

H. Eine wirksame Empfängnisverhütung sollte bei Behandlung von Männern und Frauen gewährleistet sein. In der Einstellungsphase ist, bes. in Verbindung mit Alkohol, Fahruntauglichkeit gegeben
Cave: Entzugssyndrom

KI. Kdr. < 14 J. (Retardformen zu 200 mg Morphinsulfat–5 H$_2$O); Ileus; Vorsicht bei Krankheitszuständen, bei denen eine Dämpfung des Atemzentrums vermieden werden muss, z. B. Asthma; Anwendung in der Schwangerschaft nur in begründeten Ausnahmefällen

NW. **Dosisabhängig:** Atemdepression, Sedierung bzw. Erregung, Nausea, Mundtrockenheit
Bei Dauermedikation: Obstipation (sehr häufig, in Einzelfällen bis zum Ileus), Euphorie, Dysphorie; (g): Erbrechen, Bronchospasmen, Blasenentleerungsstör., Schwitzen, Schwindel, Kopfschmerzen, Urtikaria u. Pruritus

WW. Alkohol u. zentraldämpfende AM (M.-NW.↑ bes. Atemdepression, Sedierung), Muskelrelaxanzien↑

Diese Angaben sind nicht vollständig – beachten Sie bitte die Erläuterungen und Hinweise in Kapitel 2, S. 11 bis 16.

MOXONIDIN

Antihypertonikum, α_2-Rezeptoragonist

A. Regelmäßige Einnahme

D. Einschleichend, beginnend mit morgens 0,2 mg; frühestens nach 3 Wo. steigern (Gefahr orthostat. Dysregulation) bis max. 0,6 mg/d

H. Nicht ohne ärztlichen Rat absetzen (Gefahr einer hypertonen Krise); Blutdruckmessung im Sitzen u. Stehen

KI. Kdr. u. Jgl. < 16 J.; Bradykardie < 50/min, L/N-Funktionsstör., schwere KHK, instabile Angina pectoris, Herzinsuffizienz (NYHA IV)

NW. **In der Einstellungsphase:** Kopfschmerzen (h), Müdigkeit (h), Mundtrockenheit (h), Libido- u. Potenzminderung mgl.

WW. Antihypertonika, z.B. Calciumantagonisten u. Diuretika u. ACE-Hemmer (verstärkte Blutdrucksenkung)

Diese Angaben sind nicht vollständig – beachten Sie bitte die Erläuterungen und Hinweise in Kapitel 2, S. 11 bis 16.

NAFTIDROFURYL

Durchblutungsförderndes Mittel, Antidementivum

A. Regelmäßige, längerfristige Anwendung

D. 3 × tgl. 100–200 mg Naftidrofurylhydrogen-oxalat

H. Möglichst Rauchen einstellen und Übergewicht vermeiden!

KI. H/K-Erkr. (z. B. akuter Herzinfarkt, schwere Angina pectoris, Herzinsuffizienz, AV-Überleitungsstör.)

NW. M/D-Beschw. (g), zentralnervöse Stör. (g), Blutdrucksenkung (g), orthostatische Dysregulation (g)

WW. Antihypertonika↑, β-Rezeptorenblocker (neg. dromotrope W.↑), Antiarrhythmika (neg. dromotrope W.↑)

Diese Angaben sind nicht vollständig – beachten Sie bitte die Erläuterungen und Hinweise in Kapitel 2, S. 11 bis 16.

NATRIUMFLUORID

Mineralstoff

A. **Zur Kariesprophylaxe:** Tbl. nach dem Zähneput-
zen langsam lutschen o. bei Sgl. zerdrückte Tbl.
der Nahrung zugeben

D. **Zur Kariesprophylaxe:** 1 × tgl. 0,25mg (bis 3.
Lebens-J.), 0,5mg (im 3. bis 6. Lebens-J.), 1mg (ab
6. Lebens-J. bis Erwachsenenalter); in den ersten
12 Lebensjahren möglichst konsequent anwenden
Berechnet als Fluorid-Ionen
Bei Osteoporose: max. 80–100 mg/d, kontinuierli-
che o. intermittierende Behandlung, vgl. Fachliteratur

H. Milch und Milchprodukte im Abstand von 2–3 h

KI. **Ab 20 mg:** Kdr. u. Jgl. im Wachstumsalter, gebär-
fähige Frauen; schwere L/N-Funktionsstör., Osteo-
malazie, M/D-Ulcera

NW. **Ab 20 mg:** M/D-Beschw. (g), nach längerer A.:
Gelenkbeschw. (h)
Bis 1 mg: Bei Überdosierung in den ersten 6–8
Lebensjahren Zahnfluorose o. Knochenaufbaustör.
mgl.

WW. Aluminium-, calcium- o. magnesiumhaltige AM
(Fluoridresorption↓) – 2 h Abstand halten

Diese Angaben sind nicht vollständig – beachten Sie bitte die
Erläuterungen und Hinweise in Kapitel 2, S. 11 bis 16.

NATRIUMPICOSULFAT

Laxans

A. Nur kurzfristig anwenden; abends einnehmen; Wirkungseintritt nach 10–12 h

D. **Erw.:** 5–10 mg/d
Kdr. > 4 J.: 2,5–5 mg/d

H. 1 × anwenden, dann 2 Tage Karenz

KI. Kdr. < 4 J.; Darmverschluss, akutentzündliche M/D-Erkr.

NW. Bei längerdauernder u. hochdosierter A.: Darmträgheit↑, Elektrolytverluste (Stör. der Herzfunkt., Muskelschwäche)

WW. Kaliuretische Diuretika u. Glucocorticoide (Kalium-Verlust↑), Herzglykoside↑

Diese Angaben sind nicht vollständig – beachten Sie bitte die Erläuterungen und Hinweise in Kapitel 2, S. 11 bis 16.

NEBIVOLOL

β-Rezeptorenblocker

A. Regelmäßige Einnahme

D. 1 × tgl. 5mg;
Patienten > 65 J.: initial 1 × tgl. 2,5 mg

H. Blutdrucksenkung nach 1–2 Wo., optimale Wirkung gelegentlich erst nach 4 Wo.; nicht ohne ärztl. Rat absetzen! Diabetiker darauf hinweisen, dass die Frühwarnzeichen einer drohenden Unterzuckerung durch Nebivolol maskiert werden können; Kontaktlinsenträger informieren, dass die Augen evtl. trockener werden

KI. Hypotonie (RR systolisch < 90 mm Hg), Bradykardie (<50/min.), Asthma, schwere Durchblutungsstör.

NW. In der Einstellungsphase: Müdigkeit (g), Schwindel (g), Kopfschmerzen (g), M/D-Beschw. (g); kalte Extremitäten

WW. Andere antiarrhythmisch wirkende AM (Reizleitungsstör. u. Minderung der Herzkraft), Antihypertonika↑

Diese Angaben sind nicht vollständig – beachten Sie bitte die Erläuterungen und Hinweise in Kapitel 2, S. 11 bis 16.

NICHTSTEROIDALE ANTIRHEUMATIKA

A. Salbe nicht auf offene Wunden, nicht ins Auge o. auf Schleimhäute, kein Okklusivverband

H. Bei starken Schmerzen bes. im Oberbauch u./o. Schwarzfärbung des Stuhls sofort Arzt aufsuchen. Bei AT keine Kontaktlinsen tragen

KI. Kdr. < 14 J.; M/D-Ulcera
Vorsicht bei: Patienten > 65 J., Asthma, Analgetika-Intoleranz, Blutbildungsstör., hämorrhagischer Diathese

NW. M/D-Beschw. (bes. M/D-Ulcera), zentralnervöse Stör. (Schwindel u. Kopfschmerzen), Überempfindlichkeitsreakt., Ödeme

WW. Weitere NSAR (NW.↑), orale Antikoagulanzien↑, Methotrexat (Tox.↑), Ciclosporin (Nephrotox.↑), Lithium↑, Glucocorticoide (Risiko M/D-Blutung↑), Diuretika u. ACE-Hemmer↓ (Hyperkaliämie↑), Sulfonylharnstoff-Antidiabetika↑

Diese Angaben sind nicht vollständig – beachten Sie bitte die Erläuterungen und Hinweise in Kapitel 2, S. 11 bis 16.

NICOTIN

Entwöhnungsmittel

D. **Kaugummi:** 2–4 mg/h, max. 64 mg/d; langsame Dosisreduktion
TTS: tgl. 1 Pflaster für 24 h auf die Haut kleben, 17,5 mg/35 mg/52,5 mg = bei ca. 10/20/30 Zigaretten täglich, danach Reduktion

H. Mit Behandlungsbeginn das Rauchen völlig einstellen! Das Kaugummi langsam mit Pausen kauen (ca. 30 min); keine zuckerhaltigen Kaugummis vor o. während der Kaugummi-A. kauen (N.-Resorpt.↓); Kaugummi vor Kindern geschützt aufbewahren; Pflaster nicht zerschneiden

KI. **Kaugummi:** Kdr.; Vorsicht bei Magenschleimhautentzündung, M/D-Ulcera
TTS: Kdr.; Erkr. d. Herzkranzgefäße, schwere Arrhythmien, zerebrovaskuläre Erkr., Vasospasmen, schwere Herzinsuffizienz, Hyperthyreoidismus, Diabetes, Überempfindlichkeit der Haut, generalisierte Hauterkr.

NW. **Kaugummi:** Reizungen im Rachenraum, vermehrter Speichelfluß, Schluckauf, Kopfschmerzen, M/D-Beschw.
TTS: Hautreizungen, Kopfschmerzen, Übelkeit, geringfügige Steigerung d. Herzfrequenz und d. Blutdrucks; weitere NW. vgl. Fachliteratur

Diese Angaben sind nicht vollständig – beachten Sie bitte die Erläuterungen und Hinweise in Kapitel 2, S. 11 bis 16.

NIFEDIPIN

Calciumantagonist

A. Regelmäßige Einnahme; falls rascher Wirkungseintritt notwendig ist, Kapsel zerbeißen und Inhalt herunterschlucken bzw. Drg. zerkauen und herunterschlucken

D. 3 × tgl. 10–20 mg, max. 60 mg/d; langwirkende, retardierte Darreichungsform mit 1–2 × tgl. Dosierung bevorzugen

H. Nicht ohne ärztlichen Rat absetzen; nicht mit Grapefruitsaft einnehmen; Retarddragee nicht zerkauen

KI. Hypotonie systolisch < 90 mm Hg, akuter Herzinfarkt innerhalb der ersten 4 Wo., instabile Angina pectoris, Herzinsuffizienz (NYHA III u. IV)

NW. Flush (h), Erythem (h), Kopfschmerzen (h), Knöchelödeme (g), Tachykardie (g); anfängliche Verschlechterung der Angina pectoris mgl.

WW. Cimetidin (N.↑), Digoxin↑; Diuretika u. β-Blocker u. Nitropräp. u. Molsidomin (verstärkte Blutdrucksenkung mgl.)

Diese Angaben sind nicht vollständig – beachten Sie bitte die Erläuterungen und Hinweise in Kapitel 2, S. 11 bis 16.

NIMODIPIN

Calciumantagonist, Antidementivum

A. Regelmäßige Einnahme

D. **Bei zerebraler Insuffizienz:** 3 × tgl. 30 mg
Bei zerebraler Ischämie nach subarachnoida-
ler Blutung: nach initialer i.v.-Therapie alle 4 h
60 mg über 7 Tage

H. Nicht ohne ärztlichen Rat absetzen; nicht mit
Grapefruitsaft einnehmen

KI. Hypotonie systolisch < 90 mm Hg, Hirnödem

NW. Flush, Erythem, Kopfschmerzen, Schwindel,
Atemnot, M/D-Beschw., Akne, Knöchelödeme,
Tachykardie, Bradykardie, anfängliche Ver-
schlechterung der Angina pectoris mgl.

WW. Cimetidin (N.↑); Diuretika u. β-Blocker u.
Nitro-Präp. u. Molsidomin (verstärkte Blutdrucksenkung mgl.); Phenobarbital u. Phenytoin u. Carbamazepin (N.↓)

Diese Angaben sind nicht vollständig – beachten Sie bitte die
Erläuterungen und Hinweise in Kapitel 2, S. 11 bis 16.

NISOLDIPIN

Calciumantagonist

A. Regelmäßige Einnahme

D. 2 × tgl. 5–20 mg

H. Nicht ohne ärztlichen Rat absetzen; nicht mit Grapefruitsaft einnehmen

KI. Kdr. u. Jgl. < 16 J.; Hypotonie systolisch < 90 mm Hg, akuter Herzinfarkt innerhalb der ersten 4 Wo., instabile Angina pectoris, Herzinsuffizienz (NYHA III u. IV), schwere Leberfunktionsstör.

NW. Flush (h), Erythem (h), Kopfschmerzen (h), Knöchelödeme (g), Tachykardie (g), Schwindel (g), anfängliche Verschlechterung der Angina pectoris mgl.

WW. Cimetidin (N.↑), Digoxin↑; Diuretika u. β-Blocker u. Nitro-Präp. u. Molsidomin (verstärkte Blutdrucksenkung mgl.)

Diese Angaben sind nicht vollständig – beachten Sie bitte die Erläuterungen und Hinweise in Kapitel 2, S. 11 bis 16.

NITRAZEPAM

Hypnotikum, Benzodiazepin

A. Bei Durchschlafstör. 20–30 min vor dem Schlafengehen einnehmen

D. Abends 2,5–5 mg, max. 10 mg/d

H. Überhangeffekte am Morgen nach abendlicher
Gabe mgl.
Cave: Abhängigkeit, Entzugssyndrom

KI. Kdr. u. Jgl. (Ausnahmen vgl. Fachliteratur);
AM-, Drogen-, Alkoholabhängigkeit

NW. Müdigkeit (h), Konzentrationsschwäche (h)

WW. Alkohol↑ (N.↑), zentralwirksame AM↑ (auch
Dextromethorphan u. Antiallergika, z.B.
Diphenhydramin), Cimetidin (N.↑), Muskel-
relaxanzien↑, Methotrexat (Tox.↑)

Diese Angaben sind nicht vollständig – beachten Sie bitte die
Erläuterungen und Hinweise in Kapitel 2, S. 11 bis 16.

NITRENDIPIN

Calciumantagonist

A. Regelmäßige Einnahme

D. 1 × tgl. 20 mg oder 2 × tgl. 10 mg, Dosisreduktion bei eingeschränkter Nierenfunktion

H. Nicht ohne ärztlichen Rat absetzen; nicht mit Grapefruitsaft einnehmen

KI. Hypotonie systolisch < 90 mm Hg, akuter Herzinfarkt innerhalb der ersten 4 Wo., instabile Angina pectoris, Herzinsuffizienz (NYHA III u. IV)

NW. Flush (h), Erythem (h), Kopfschmerzen (h), Knöchelödeme (g), Tachykardie (g), Schwindel (g), anfängliche Verschlechterung der Angina pectoris mgl.

WW. Cimetidin (N.↑), Digoxin↑; Diuretika u. β-Blocker u. Nitro-Präp. u. Molsidomin (verstärkte Blutdrucksenkung mgl.)

Diese Angaben sind nicht vollständig – beachten Sie bitte die Erläuterungen und Hinweise in Kapitel 2, S. 11 bis 16.

NITROFURANTOIN

Chemotherapeutikum

A. **Rezidivtherapie:** nach dem letzten abendlichen Wasserlassen

D. **Akuttherapie:** 3–4 × tgl. 100 mg (d. h. alle 8 bzw. 6 h) für 7–10 Tage
Rezidivtherapie: 50 –100 mg/d bis zu 6 Mon.

H. Bräunliche Urinfärbung ist harmlos

KI. Sgl. < 3 Mon.; Nierenfunktionsstör., Nervenentzündungen, strenge Indikationsstellung (dosisabhängig) in d. gesamten Schwangerschaft

NW. Schwindel, Kopfschmerzen, Appetitlosigkeit, M/D-Beschw. (g); bei Parästhesien, Verschlechterung d. Sehkraft, Hustenanfällen mit Schmerzen im Brustbereich o. einer beginnenden Gelbsucht AM absetzen und Arzt aufsuchen

WW. Antacida (N.↓), Chinolone↓, Probenecid u. Sulfinpyrazon (N.↓, N.-NW.↑)

Diese Angaben sind nicht vollständig – beachten Sie bitte die Erläuterungen und Hinweise in Kapitel 2, S. 11 bis 16.

NIZATIDIN

Ulcustherapeutikum, H$_2$-Rezeptorenblocker

D. **Akuttherapie:** 1 × tgl. 300 mg vor dem Schlafengehen oder 2 × tgl. 150 mg (morgens u. abends), 4–8 Wo.
Rezidivprophylaxe: 1 × tgl. 150 mg vor dem Schlafengehen (max. 1 J.)

KI. Kdr., Patienten > 75 J.; schwere Nierenfunktionsstör.

NW. Kopfschmerzen (g), Schwindel (g), M/D-Beschw. (g), Hautausschlag (g)

WW. Antacida (N.-Resopt.↓) – 2 h Abstand einhalten, Azolantimykotika-Resorpt.↓

Diese Angaben sind nicht vollständig – beachten Sie bitte die Erläuterungen und Hinweise in Kapitel 2, S. 11 bis 16.

NORETHISTERON

Gestagen

H. Absetzen bei erstmaligen migräneartigen o. ungewöhnlich starken Kopfschmerzen, plötzlichen Seh- u. Hörstörungen, Anzeichen von Venenerkr. o. thromboembolischen Prozessen, Gelbsucht o. starkem Blutdruckanstieg; Rauchen erhöht das Risiko
Cave: Stimmveränderungen bes. bei Frauen mit Sing- o. Sprechberufen

KI. Bei Amenorrhoe nur nach Ausschluss einer Schwangerschaft; schwere Leberfunktionsstör., thromboembolische Erkr.

NW. Dysmenorrhoe (h), Gewichtszunahme (h), Zwischenblutungen (g), Hirsutismus (g), M/D-Beschw. (g), Akne (g), depressive Verstimmungen (g), thromboembolische Komplikationen (s)

WW. Orale Antidiabetika↑ o. ↓ und Insuline↑ o. ↓ (Veränderung der KH-Toleranz), Rifampicin (N.↓), Antiepileptika (N.↓), Ampicillin (N.↓), Tetracycline (N.↓)

Diese Angaben sind nicht vollständig – beachten Sie bitte die Erläuterungen und Hinweise in Kapitel 2, S. 11 bis 16.

NORFENEFRIN

Antihypotonikum, α-Sympathomimetikum

A. Bei Einnahme nach 16 Uhr Einschlafstör. mgl.

D. 2–3 × tgl. 6–9 mg oder 1–3 × tgl. 15–45 mg
(Retard)
Berechnet als Norfenefrin-HCl

H. In der Selbstmedikation nicht bei Hypertonie
anwenden; bei langfristiger Gabe kann es bei
mit Antidiabetika eingestellten Diabetikern zur
Erhöhung d. Blutzuckerwerte kommen

KI. Prostatahypertrophie, KHK, Herzrhythmusstör.,
Hyperthyreose, Engwinkelglaukom
Vorsicht bei Langzeitanwendung u. hoher
Dosierung im II. Trimenon der Schwangerschaft

NW. Herzrhythmusstör., Kopfschmerzen, Muskeltremor, Unruhe

WW. Appetitzügler (wechselseitige Toxizitätssteigerung), Antihistaminika (N.↑), α- u. β-Blocker
(Blutdruck wird unkontrollierbar), Herzglykoside (Herzrhythmusstör.)

Diese Angaben sind nicht vollständig – beachten Sie bitte die
Erläuterungen und Hinweise in Kapitel 2, S. 11 bis 16.

NORFLOXACIN

Chemotherapeutikum, Gyrasehemmer

D. Morgens u. abends 400 mg; Therapiedauer 7–10 d, bei Cystitis 3 d

H. Therapie nicht vorzeitig abbrechen; nicht zusammen mit Milch u. Milchprodukten einnehmen; Coffeinwirkung hält länger an
AT: Während der Anwendung von N. keine weichen Kontaktlinsen tragen

KI. Kdr. u. Jgl. vor Abschluss d. Wachstums; zerebrale Anfallsleiden

NW. M/D-Beschw. (g), Kopfschmerzen, Schwindel, Schlafstör., Depressionen, Tendopathien, z. B. Achillessehnenentzündung

WW. Milch u. Antacida u. Eisen u. Zink (N.-Resorpt.↓) – 2 h Abstand halten; Theophyllin↑, orale Antikoagulanzien↑, Sulfonylharnstoff-Antidiabetika↑, Zolmitriptan↑

Diese Angaben sind nicht vollständig – beachten Sie bitte die Erläuterungen und Hinweise in Kapitel 2, S. 11 bis 16.

NOSCAPIN

Antitussivum

D.   **Erw.:** 3 × tgl. 25 mg, max. 150 mg/d
Kdr. 3–12 J.: max. 75 mg/d

H.   Vorsicht bei Komb. mit Sekretolytika – Gefahr des Sekretstaus

KI.   Schwangerschaft u. Stillzeit

Diese Angaben sind nicht vollständig – beachten Sie bitte die
Erläuterungen und Hinweise in Kapitel 2, S. 11 bis 16.

NYSTATIN

Antimykotikum

D.   **Erw.:** oral 3–4 × tgl. 500 000–1 000 000 I.E.
Sgl. (bei Mundsoor): 4 × tgl. 100 000 I.E. nach der Mahlzeit
Äußerlich: übliche Behandlungsdauer 2–4 Wo.
Vaginal: 1 × tgl. 100 000–200 000 I.E. vor dem Schlafengehen einführen

H.   Bei A. im Genitalbereich kann es wegen der Hilfsstoffe zur Beeinträchtigung der Sicherheit von Kondomen kommen

Diese Angaben sind nicht vollständig – beachten Sie bitte die Erläuterungen und Hinweise in Kapitel 2, S. 11 bis 16.

OFLOXACIN

Chemotherapeutikum, Gyrasehemmer

D.   Morgens u. abends 100–200 (– 400) mg bzw. morgens bis 400 mg, Therapiedauer 7–10 d, bei Cystitis 3 d
AT/AS: max. 14 d

H.   Therapie nicht vorzeitig abbrechen; nicht zusammen mit Milch u. Milchprodukten einnehmen; Coffeinwirkung hält länger an

KI.   Kdr. u. Jgl. vor Abschluss d. Wachstums; zerebrale Anfallsleiden

NW.   M/D-Beschw., Kopfschmerzen, Schwindel, Schlafstör., Depressionen, Tendopathien, z. B. Achillessehnenentzündung

WW.   Milch u. Antacida u. Eisen u. Zink (O.-Resorpt.↓) – 2 h Abstand halten; orale Antikoagulanzien↑, Sulfonylharnstoff-Antidiabetika↑, Zolmitriptan↑

Diese Angaben sind nicht vollständig – beachten Sie bitte die Erläuterungen und Hinweise in Kapitel 2, S. 11 bis 16.

OMEPRAZOL

Ulcustherapeutikum, Protonenpumpenhemmer

D. 1 × tgl. 20–40 mg; Rezidivprophylaxe max. 1 J.

KI. Kdr.; schwere L/N-Funktionsstör.

NW. Kopfschmerzen (g), M/D-Beschw. (g)

WW. Diazepam↑, Phenytoin↑, orale Antikoagulanzien↑, Erythromycin u. a. Makrolidantibiotika↑ (O.↑), Azolantimykotika↓

Diese Angaben sind nicht vollständig – beachten Sie bitte die Erläuterungen und Hinweise in Kapitel 2, S. 11 bis 16.

OPIPRAMOL

Tricyclisches Antidepressivum

D. 150 mg/d (morgens 50 mg, abends 100 mg), max. 3 × tgl. 100 mg, nach 1–2 Mon. langsam absetzen
Berechnet als Opipramol-2HCl

H. Wirkungseintritt erst nach ca. 2 Wo.

KI. Erregungsleitungsstör. am Herzen, Komb. mit irreversiblem MAO-Hemmer Tranylcypromin (14 d Behandlungspause), akute Intoxikationen mit zentraldämpfenden AM u. Alkohol, akute Delirien, Engwinkelglaukom

NW. Müdigkeit, Obstipation, Mundtrockenheit, Akkommodationsstör., Blasenentleerungsstör., Herzrhythmusstör.

WW. Alkohol↑ (O.↑), zentraldämpfende AM↑, Johanniskraut (O.↓), Sympathomimetika↑, Clonidin↓, Anticholinergika↑; β-Blocker u. Calciumantagonisten u. Nitrate (verstärkte Blutdrucksenkung); Herzglykoside u. Antiarrhythmika (Gefahr von Rhythmusstör.↑), irreversibler MAO-Hemmer Tranylcypromin (schwere NW.)

Diese Angaben sind nicht vollständig – beachten Sie bitte die Erläuterungen und Hinweise in Kapitel 2, S. 11 bis 16.

ORCIPRENALIN

Antiasthmatikum, β_1-/-β_2-Sympathomimetikum

A.   **DA:** Sprühdose vor Gebrauch schütteln!

D.   **DA:** Akuttherapie: 1–2 Hübe, bei nicht ausreichender W. nach 5 min weitere 1–2 Hübe, weitere Hübe frühestens nach 3 h, max. 12 Hübe/d; bei ansteigendem Bedarf ist wegen der Gefahr einer Exazerbation des Asthmas der Arzt aufzusuchen (1 Hub = 0,75 mg)
    Oral: $4 \times$ tgl. 10–20 mg (Pneumologie)
    6–$10 \times$ tgl. 10–20 mg (Kardiologie)
    Berechnet als Orciprenalinsulfat

H.   **DA:** Mundrohr $1 \times$/Wo. reinigen
    Inhalative A. in d. Schwangerschaft bevorzugen

KI.   **Oral:** schwere Hyperthyreose

NW.   **(h)/(g) (dosisabhängig u. meistens in der Einstellungsphase):** Unruhe, Palpitationen, Tremor
    Bei hoher D.: Blutdrucksenkung, Tachykardie, Herzrhythmusstör.

WW.   Antidiabetika↓; β-Sympathomimetika u. Theophyllin u. Anticholinergika (W. u. NW. von O.↑); β-Blocker (O.↓, Bronchospasmen mgl.)

Diese Angaben sind nicht vollständig – beachten Sie bitte die Erläuterungen und Hinweise in Kapitel 2, S. 11 bis 16.

ORLISTAT

Antiadipositum, Lipasenhemmer

D. 3 × tgl. 120 mg, max. 2 Jahre
Vor Verordnung von O. sollte d. Patient – zur Abklärung
seiner Th.-Bereitschaft – im Rahmen einer 4-wöchigen
Diät ohne unterstützende AM mindestens 2,5 kg abge-
nommen haben. Nach 12-wöchiger Th. sollte die
Gewichtsreduktion mindestens 5 % d. Ausgangsge-
wichts betragen – andernfalls Th.-Abbruch

H. Fettarme u. hypokalorische Kost, die reich an Obst und
Gemüse ist, empfehlen, sowie die Verteilung der Auf-
nahme von Fett, KH und Eiweiß auf jeweils 3 Hauptmahlzeiten; falls eine Mahlzeit ausgelassen wird oder
kein Fett enthält, kann auf d. jeweilige Einnahme von O.
verzichtet werden. Multivitamine 2 h nach O. einnehmen bzw. vor dem Schlafengehen; dem Patienten sollte
Broschüre zur Führung eines Fettkontos erklärt werden

KI. Kdr.; chron. Malabsorption, Cholestase, Stillzeit;
Cave: Schwangerschaft, da Mangel an Daten

NW. Bes. nach fettreichen Mahlzeiten: vermehrter Stuhl-
gang, Stuhldrang, Flatulenz, Abgang öligen Sekrets
sowie ölige o. fettige Stühle

WW. Vitamin D u. Vitamin E u. β-Carotin (Resorp.-Verringe-
rung mgl.); Fibrate u. Acarbose u. Metformin u. Appetitzügler (Komb. nicht empfohlen, da Mangel an
Daten); orale Antikoagulanzien (INR bzw. Quickwert
überwachen)

Diese Angaben sind nicht vollständig – beachten Sie bitte die
Erläuterungen und Hinweise in Kapitel 2, S. 11 bis 16.

OXAZEPAM

Tranquilizer, Benzodiazepin

D. Max. 60 mg/d

H. Überhangeffekte am Morgen nach abendlicher Gabe mgl.
Cave: Abhängigkeit, Entzugssyndrom

KI. Kdr. u. Jgl.; AM-, Drogen-, Alkoholabhängigkeit

NW. Müdigkeit (h), Konzentrationsschwäche (h)

WW. Alkohol↑ (O.↑), zentralwirksame AM↑ (auch Dextromethorphan u. Antiallergika, z. B. Diphenhydramin); Muskelrelaxanzien↑, Methotrexat (Tox.↑)

Diese Angaben sind nicht vollständig – beachten Sie bitte die Erläuterungen und Hinweise in Kapitel 2, S. 11 bis 16.

OXILOFRIN

Antihypotonikum, α-, β-Sympathomimetikum

A. Bei Einnahme nach 16 Uhr Einschlafstör. mgl.

D. 2–3 × tgl. 16–32 mg Oxilofrin-HCl

H. In der Selbstmedikation nicht bei Hypertonie anwenden; bei langfristiger Gabe kann es bei mit Antidiabetika eingestellten Diabetikern zur Erhöhung d. Blutzuckerwerte kommen

KI. Prostatahypertrophie, KHK, Herzrhythmusstör., Hyperthyreose, Engwinkelglaukom
Vorsicht bei Langzeitanwendung u. hoher Dosierung im II. Trimenon der Schwangerschaft

NW. Herzrhythmusstör., Kopfschmerzen, Muskeltremor, Unruhe

WW. Appetitzügler (wechselseitige Toxizitätssteigerung), Antihistaminika (O.↑), α- u. β-Blocker (Blutdruck wird unkontrollierbar), Herzglykoside (Herzrhythmusstör.)

Diese Angaben sind nicht vollständig – beachten Sie bitte die Erläuterungen und Hinweise in Kapitel 2, S. 11 bis 16.

OXYMETAZOLIN

Vasokonstriktor, α-Sympathomimetikum

D. **Rhinologika:**
Erw. (0,05 %): 1–3 × tgl. 1 Sprühstoß/
1–2 Tr./etwas Gel
Kkdr. (0,025 %): 1–2 × tgl. 1–2 Tr.
Sgl. (0,01 %): 1–2 × tgl. 1 Tr.
Berechnet als Oxymetazolin-HCl

H. Nur kurzfristig anwenden (max. 5–7 d)
AT: Kontaktlinsen erst nach 15 min einsetzen

KI. Kdr. < 2 J. (Selbstmedikation); Rhinitis sicca
Vorsicht bei schweren Herzerkr., Engwinkelglaukom

NW. **Rhinologika:** Niesen (g), reaktive Hyperämie,
Schleimhauttrockenheit
Bei Langzeit-A.: chron. Nasenverstopfung,
Schädigung d. Nasenschleimhautepithels (evtl.
irreversibel)
Bei topischer A.: systemische W. mgl. mit
Hypertonie, Tachykardie u. pektanginösen
Beschwerden

WW. Tricyclische Antidepressiva (Blutdruck↑)

Diese Angaben sind nicht vollständig – beachten Sie bitte die
Erläuterungen und Hinweise in Kapitel 2, S. 11 bis 16.

PANKREATIN

Darmwirksame Enzyme

A.   Regelmäßig zu jeder Mahlzeit einnehmen bis zum Abklingen der Beschw.

D.   Möglichst nicht mehr als 15000 FIP-Einheiten Lipase/kg KG/d

H.   Bei Schluckproblemen kann die Kps. geöffnet u. der Inhalt unzerkaut, evtl. mit etwas Nahrung vermischt, eingenommen werden

KI.   Akute Pankreatitis, akute Schübe chron.-rezidivierender Pankreatitis, Verdauungsstör. u. Diätfehler Gesunder

Diese Angaben sind nicht vollständig – beachten Sie bitte die Erläuterungen und Hinweise in Kapitel 2, S. 11 bis 16.

PANTOPRAZOL

Ulkustherapeutikum, Protonenpumpenhemmer

A.   Einnahme morgens

D.   1 × tgl. 40 mg (–80 mg), max. 8 Wo.

NW. Kopfschmerzen (g), Durchfall (g)

WW. Azolantimykotika↓

Diese Angaben sind nicht vollständig – beachten Sie bitte die
Erläuterungen und Hinweise in Kapitel 2, S. 11 bis 16.

PARACETAMOL

Analgetikum, Antipyretikum

D.   Nachfolgende Tagesdosen verteilt auf 3–4 Einzeldosen im Abstand von 4–8 h:

Sgl. (bis 6 Mon./bis 7 kg):   max. 375 mg/d
Sgl. (bis 12 Mon./bis 10 kg):   max. 500 mg/d
Kdr. (1–3 J./10–15 kg):   max. 750 mg/d
Kdr. (bis 6 J./bis 22 kg):   max. 1000 mg/d
Kdr. (6–12 J./22–40 kg):   max. 1000–1500 mg/d
Jgl./Erw. (> 12 J./> 40 kg):   max. 4000 mg/d

H.   Nicht länger als 1 Wo. und nicht in höheren Dosen anwenden

KI.   Neugeborene; L/N-Funktionsstör., kritische Indikationsstellung in der Schwangerschaft

NW.   L/N-Schäden nach längerer Einnahme und Überdosierung, Überempfindlichkeitsreakt. (Atemnot), Blutbildveränderungen

WW.   Alkohol u. Antiepileptika (z. B. Carbamazepin) u. Rifampicin (Gefahr von Leberschäden↑); Metoclopramid (P.-Wirkungseintritt beschleunigt), Chloramphenicol (Tox.↑), Colestyramin (P.↓), Lamotrigin↓

Diese Angaben sind nicht vollständig – beachten Sie bitte die Erläuterungen und Hinweise in Kapitel 2, S. 11 bis 16.

PEFLOXACIN

Chemotherapeutikum, Gyrasehemmer

D. Einmalig 2 FTA zu je 400 mg

H. An das Trinken von 2 l/d erinnnern; nicht zusammen mit Milch u. Milchprodukten einnehmen; Coffeinwirkung hält länger an

KI. Kdr. u. Jgl.vor Abschluss d. Wachstums; zerebrale Anfallsleiden

NW. M/D-Beschw., Kopfschmerzen, Schwindel, Schlafstör., Depressionen, Tendopathien, z. B. Achillessehnenentzündung

WW. Milch u. Antacida u. Eisen u. Zink (P.-Resorpt.↓) – 2 h Abstand halten; Theophyllin↑, orale Antikoagulanzien↑, Sulfonylharnstoff-Antidiabetika↑, Zolmitriptan↑

Diese Angaben sind nicht vollständig – beachten Sie bitte die Erläuterungen und Hinweise in Kapitel 2, S. 11 bis 16.

PENTAERYTHRITYLTETRA-NITRAT

Vasodilatator

D. 2–3 × tgl. 50–80 mg (max. 300 mg/d), ausschleichende D.

H. Nicht ohne ärztlichen Rat absetzen

KI. Hypotonie systolisch < 90 mm Hg

NW. In der Einstellungsphase: Schläfendruck u. Kopfschmerzen (h); Flush (g), Schwäche, orthostat. Dysregulation

WW. Alkohol u. Antihypertonika z. B. β-Blocker u. Calciumantagonisten (Blutdruck senkende W.↑), Sildenafil (Blutdruck↓ u. Kreislaufdepression, z. T. mit Todesfolge)

Diese Angaben sind nicht vollständig – beachten Sie bitte die Erläuterungen und Hinweise in Kapitel 2, S. 11 bis 16.

PENTOXIFYLLIN

Hämorheologikum, durchblutungsförderndes AM

D. 2–3 × tgl. 200–400 mg (Retard) oder 2 × tgl. 600 mg (Retard)

KI. Akuter Herzinfarkt, Hirnblutung, Netzhautblutung

NW. M/D-Beschw. (g), Kopfschmerzen (g), Schwindel (g), Flush (g), Überempfindlichkeitsreakt. mit angioneurotischem Ödem, Verkrampfung d. Bronchialmuskulatur bis zu anaphylaktischem Schock (ss) – bei den ersten Anzeichen AM sofort absetzen und Arzt aufsuchen

WW. Antihypertonika↑, Antikoagulanzien↑, Theophyllin↑

Diese Angaben sind nicht vollständig – beachten Sie bitte die Erläuterungen und Hinweise in Kapitel 2, S. 11 bis 16.

PENTOXYVERIN

Antitussivum

D. **Kkdr. 1–3 J. (8–15 kg KG):** 1–2 × tgl. 8 mg Supp.
Kdr. ab 4 J. (> 15 kg KG): 1 × tgl. 20 mg Supp.
Jgl. u. Erw.: 3–4 × tgl. 20–50 mg oder 2 × tgl. 75 mg (Retard)
Berechnet als Pentoxyverindihydrogencitrat

H. Vorsicht bei Kombination mit Sekretolytika – Gefahr des Sekretstaus

KI. Sgl. < 4 Mon. (Tr.), Kkdr. < 13 Mon. bzw. < 8 kg KG (Supp. 8 mg/Saft/Sirup), Kdr. < 4 J. bzw. < 15 kg KG (Supp. 20 mg), Kdr. < 14 J. (FTA/Kapseln)
Vorsichtig anwenden bei Sgl. u. Kkdr. mit bekannter Krampfbereitschaft

NW. M/D-Beschw. (g)

WW. Zentraldämpfende AM (sedierende W. ↑)

Diese Angaben sind nicht vollständig – beachten Sie bitte die Erläuterungen und Hinweise in Kapitel 2, S. 11 bis 16.

PERAZIN

Neuroleptikum, Phenothiazin

D. Bis 300 mg/d, einschleichende D.

KI. Akute Intoxikationen mit zentraldämpfenden AM u. Alkohol

NW. Dyskinesien, Parkinsonoid, Akathisie; Müdigkeit (g), Mundtrockenheit (g), Akkommodationsstör. (g), Blasenentleerungsstör. (g), Tachykardie (g), Agranulozytose (s) – (Anzeichen: Fieber, Zahnfleisch- u. Mundschleimhautentzündungen, Halsschmerzen sowie grippeähnliche Symptome) – sofort Arzt aufsuchen, keine Selbstmedikation dieser Symptome

WW. Alkohol (P.↑), zentraldämpfende AM↑ (P.↑), Antihypertonika↑, Anticholinergika↑, Levodopa↓, Metoclopramid (NW.↑)

Diese Angaben sind nicht vollständig – beachten Sie bitte die Erläuterungen und Hinweise in Kapitel 2, S. 11 bis 16.

PHENOXYMETHYLPENICILLIN

Antibiotikum, orales Penicillin

A. Regelmäßige Einnahme, möglichst alle 8 h

D. **Sgl.:** 3 × tgl. 150 000 I.E.
Kdr. 1–6 J.: 3 × tgl. 300 000 I.E.
Kdr. 7–12 J.: 3 × tgl. 600 000 I.E.
Erw.: 3 × tgl. 500 000–1 500 000 I.E

H. Therapie nicht vorzeitig abbrechen. Susp. ist vor Gebrauch zu schütteln, begrenzt haltbar u. kühl aufzubewahren

KI. Bekannte Penicillinallergie, mögliche Kreuzallergie mit β-Lactamantibiotika (z. B. Cefalosporinen in ca. 5–10 %) beachten

NW. Allerg. Reakt. (g) (Exanthem bis Schock) können sofort bei Therapiebeginn u. innerhalb von Tagen bis Wochen während o. nach der Therapie auftreten; bei ersten Anzeichen (meist Hautrötung u. Nesselausschlag gefolgt von Fieber u. Atemnot) Therapie unterbrechen u. sofort Arzt aufsuchen M/D-Beschw.; bei lang anhaltenden, schweren Durchfällen Arzt aufsuchen

WW. Orale Kontrazeptiva↓ (mit Estrogenanteil unter 50 µg) – evtl. zusätzliche Verhütungsmittel anwenden; Tetracycline u. Makrolidantibiotika u. Chloramphenicol u. Sulfonamide (antagonistischer Effekt)

Diese Angaben sind nicht vollständig – beachten Sie bitte die Erläuterungen und Hinweise in Kapitel 2, S. 11 bis 16.

PHENPROCOUMON

Antikoagulans, Vit.-K-Antagonist

D. Ärztliche Dosierung (gemäß Quick-Wert/INR) einhalten

H. Nicht ohne ärztlichen Rat absetzen, Vitamin-K-reiche Nahrung nur in Maßen essen (z. B. Sauerkraut, Rot-, Weiß- u. Blumenkohl, Broccoli, Spinat, Kalbsleber, Weizenkeime); Patienten sollten ärztl. Ausweis über die Antikoagulanzientherapie bei sich tragen, (ggf. im Ausland 2 Amp. Vit. K$_1$)

KI. Erkr. mit erhöhter Blutungsbereitschaft o. bei Verdacht auf Läsionen des Gefäßsystems; Komb. mit Johanniskraut

NW. Zahnfleischbluten (h), Mikrohämaturie (h), Nasenbluten (g), Hämatome nach Verletzungen (g), M/D-Blutungen (g)

WW. Alkohol (bei akuter Alkohol-Aufnahme P.↑, bei chron. Alkohol-Aufnahme P.↓), Johanniskraut (P.↓) Glibenclamid↑, Glimepirid↑; Orlistat (Quick-Wert/INR überwachen); **Wirkungsverstärkung von Phenprocoumon bei Komb. mit:** ASS, NSAR, Allopurinol, Bezafibrat, Disulfiram, Fenofibrat, Gemfibrozil, Lovastatin, Simvastatin, Chloramphenicol, Cotrimoxazol, Doxycyclin, Makrolidantibiotika (z. B. Erythromycin, Clarithromycin, Roxithromycin), Fluconazol, Itraconazol, Ketoconazol, Levothyroxin-Natrium, Propafenon, Ticlopidin, Heparine, Valproinsäure
Wirkungsabschwächung von Phenprocoumon bei Komb. mit: Carbamazepin, Colestyramin
Weitere WW. vgl. Fachliteratur

Diese Angaben sind nicht vollständig – beachten Sie bitte die Erläuterungen und Hinweise in Kapitel 2, S. 11 bis 16.

PHENYTOIN

Antiepileptikum

D. Individuell, einschleichend, D.-Steigerung unter Serumspiegelkontrolle
Erhaltungsdosis: 300–400 mg/d; Therapie ausschleichend beenden

H. Nicht ohne ärztlichen Rat absetzen

KI. Herzinsuffizienz, AV-Block II. u. III. Grades, akuter Herzinfarkt, Leukopenie

NW. Gingivahyperplasie (h), Hypertrichose (h); ZNS-Stör.: Doppeltsehen, Tremor, Schwindel u. Schlaflosigkeit (häufig Zeichen einer Überdosierung); Knochenmarksdepression u. Hepatitis

WW. Alkohol (P.↓), Antacida (P.↓), hormonelle Kontrazeptiva↓, Tetracycline↓, Chloramphenicol (P.↑), orale Antikoagulanzien↓ (P.↑), Cotrimoxazol (P.↑), Carbamazepin↓ (P.↓), Lamotrigin↓, Azolantimykotika (P.↑), Felodipin↓, Nimodipin↓, Montelukast↓, Methotrexat (Tox.↑), Clozapin↓, Disulfiram (P.↑)

Diese Angaben sind nicht vollständig – beachten Sie bitte die Erläuterungen und Hinweise in Kapitel 2, S. 11 bis 16.

PHOLEDRIN

Antihypotonikum, Sympathomimetikum

A. Drg. unzerkaut einnehmen
Bei Einnahme nach 16 Uhr Einschlafstör. mgl.

D. 1–3 × tgl. 10–20 mg oder 1–3 × tgl. 40 mg
(Retard) oder morgens 80 mg (Retard)
Berechnet als Pholedrinsulfat

H. In der Selbstmedikation nicht bei Hypertonie
anwenden; bei langfristiger Gabe kann es bei
mit Antidiabetika eingestellten Diabetikern zur
Erhöhung d. Blutzuckerwerte kommen

KI. Prostatahypertrophie, KHK, Herzrhythmusstör.,
Hyperthyreose, Engwinkelglaukom
Vorsicht bei Langzeitanwendung u. hoher
Dosierung im II. Trimenon der Schwangerschaft

NW. Herzrhythmusstör., Kopfschmerzen, Muskeltremor, Unruhe

WW. Appetitzügler (wechselseitige Toxizitätssteigerung), Antihistaminika (P.↑), α- u. β-Blocker
(Blutdruck wird unkontrollierbar), Herzglykoside (Herzrhythmusstör.)

Diese Angaben sind nicht vollständig – beachten Sie bitte die
Erläuterungen und Hinweise in Kapitel 2, S. 11 bis 16.

PIRACETAM

Antidementivum, durchblutungsförderndes Mittel

A. Bei Einnahme nach 16 Uhr Einschlafstör. mgl.

D. 3 × tgl. 800 mg oder 2 × tgl. 1200 mg, max.
4800 mg/d
Bei Demenz mind. 8 Wo. anwenden
Bei Niereninsuffizienz Dosisreduktion erforderlich!

H. Körperliches u. geistiges Training ist für die
Therapie essentiell

NW. Gesteigerte Erregbarkeit (g), Schlaflosigkeit (g),
Bewegungsdrang (g), M/D-Beschw. (g),
Gewichtszunahme (g), depressive Verstimmung
(g)

WW. Zentralstimulierende AM↑, Neuroleptika
(Hyperkinesen↑), Schilddrüsenhormone (zentrale W.↑)

Diese Angaben sind nicht vollständig – beachten Sie bitte die
Erläuterungen und Hinweise in Kapitel 2, S. 11 bis 16.

PIRETANID

Schleifendiuretikum

A. Um Nachtruhe nicht zu stören, nach Möglichkeit nicht zum Abend einnehmen

D. 1–2 × tgl. 3–6 mg (morgens u. ggf. mittags)

H. Auf kaliumreiche Ernährung achten (z. B. Bananen, getrocknete Aprikosen); Verschlechterung von Zucker-, Blutfett- u. Harnsäurewerten mgl., erhöhte Thromboseneigung

KI. Starke Harnflussbehinderung, Niereninsuffizienz mit Anurie, schwere Hypokaliämie

NW. Kopfschmerzen, Schwindel, Wadenkrämpfe, Muskelverspannung (Magnesium↓), Mundtrockenheit, Thromboseneigung↑, Gichtanfälle↑

WW. Laxanzien (z. B. Anthranoide, Bisacodyl, Natriumpicosulfat) steigern Hypokaliämie, NSAR (P.↓), Antidiabetika↓, Lithium↑, Antihypertonika↑, Herzglykoside (Toxizitätssteigerung infolge Hypokaliämie), Aminoglykoside (Ototoxizität↑)

Diese Angaben sind nicht vollständig – beachten Sie bitte die Erläuterungen und Hinweise in Kapitel 2, S. 11 bis 16.

PIROXICAM

NSAR

D. **Initial:** 40 mg/d (bis 2 Tage)
Erhaltungsdosis: 20 mg/d
Diese Tagesdosen dürfen nicht überschritten
werden, vor allem bei Pat. > 60 J.

H. Bei starken Schmerzen bes. im Oberbauch und/
oder Schwarzfärbung des Stuhls sofort Arzt aufsuchen

KI. Kdr. < 14 J.; M/D-Ulcera

NW. Kopfschmerzen (20–60 %), M/D-Ulcera
(20–25 %), Benommenheit (g), Schwindel

WW. Weitere NSAR (NW.↑), orale Antikoagulan-
zien↑, Methotrexat (Tox.↑), Ciclosporin
(Nephrotox.↑), Lithium↑, Glucocorticoide
(Risiko M/D-Blutung↑), Diuretika↓, Anti-
hypertonika↓, kaliumsparende Diuretika u.
ACE-Hemmer↓ (Hyperkaliämie↑), Sulfonyl-
harnstoff-Antidiabetika↑, Digoxin (Serumspie-
gel↑)

Diese Angaben sind nicht vollständig – beachten Sie bitte die
Erläuterungen und Hinweise in Kapitel 2, S. 11 bis 16.

PRAVASTATIN

Lipidsenker, Cholesterol-Synthese-Enzymhemmer

A. Vor dem Schlafengehen

D. **Initial:** 10–20 mg/d, Steigerung bis 40 mg/d, Dosisanpassung nach frühestens 4 Wo. Berechnet als Pravastatin-Na

H. Nicht mit Grapefruitsaft einnehmen; langfristige, regelmäßige Einnahme sowie cholesterinarme Diät erforderlich; bei Muskelschmerzen u. Muskelschwäche Arzt aufsuchen
Eine wirksame Empfängnisverhütung sollte bei der Behandlung von Frauen gewährleistet sein

KI. Kdr. u. Jgl.; Leberfunktionsstör., Myopathie

NW. M/D-Beschw. (g), Kopfschmerzen (g), Hautausschlag (g), Muskelschmerzen u. Muskelschwäche (g)

WW. Orale Antikoagulanzien (Prothrombinzeit verlängert); Immunsuppressiva (z. B. Ciclosporin) u. weitere Lipidsenker (z. B. Fibrate, Nicotinsäure) u. Makrolidantibiotika erhöhen das Myopathie-Risiko; Colestyramin u. Colestipol (P.↓) – 4 h Abstand halten

Diese Angaben sind nicht vollständig – beachten Sie bitte die Erläuterungen und Hinweise in Kapitel 2, S. 11 bis 16.

PRAZOSIN

Antihypertonikum, peripherer α_1-Rezeptorenblocker

A. Bei Neueinstellung/Dosissteigerung o. nach Therapieunterbrechung erste Dosis vor dem Schlafengehen o. nach der Einnahme hinlegen; regelmäßige Einnahme

D. Einschleichende D., max. 20 mg/d verteilt auf 4 ED

H. Nicht ohne ärztlichen Rat absetzen; Blutdruckmessung im Sitzen u. Stehen

KI. Kdr. < 12 J.; mech. bedingte Herzinsuffizienz (z. B. Mitralstenose; Vorsicht bei schweren L/N-Funktionsstör.

NW. Kopfschmerzen, Schwindel, orthostatische Dysregulation (insbesondere 1/2 h nach Tabletteneinnahme)

WW. Weitere Blutdruck senkende AM (verstärkter Blutdruckabfall mgl.)

Diese Angaben sind nicht vollständig – beachten Sie bitte die Erläuterungen und Hinweise in Kapitel 2, S. 11 bis 16.

PREDNICARBAT

Nichthalogeniertes Glucocorticoid

A. Nur lokale A.; nicht ins Auge gelangen lassen

D. 1–2 × tgl. dünn auftragen und leicht einreiben, Therapiedauer möglichst nicht über 4 Wo.

H. Bei großflächiger A. in hoher Konz. NW. u. WW. (s. Glucocorticoide) beachten
Salbe: Bei A. im Genitalbereich kann es wegen der Hilfsstoffe zur Beeinträchtigung der Sicherheit von Kondomen kommen

KI. Nichttherapierte Infektionen (Bakterien, Viren, Pilze), Vakzinationsreakt., Schwangerschaft im 1. Trimenon bei großflächiger A. (>30 % d. Körperoberfläche) o. Therapie >4 Wo., Vorsicht bei Sgl.

NW. Hautreizungen (g)
Nach Langzeit-A.: Hautatrophien, Striae, Teleangiektasien, Steroidakne, Hypertrichosis sowie syst. NW. (s. Glucocorticoide) mgl.

Diese Angaben sind nicht vollständig – beachten Sie bitte die Erläuterungen und Hinweise in Kapitel 2, S. 11 bis 16.

PREDNISOLON

Nichthalogeniertes Glucocorticoid

A. Tbl. unzerkaut einnehmen

D. Individuell, ausschleichende D. bei Einnahme über 2 Wo.

H. Nicht ohne ärztlichen Rat absetzen; viel Bewegung, bewußte Ernährung (bevorzugt Obst, bes. Bananen, Gemüse, Milch, wenig Fett u. KH, Salz meiden); tägliche Gewichtskontrolle
Bei Ulcus-Anamnese ggf. Antacida einnehmen
AS: keine Kontaktlinsen tragen

KI. Schwerer Diabetes, Glaukom, M/D-Ulcera, ausgeprägte Hypertonie, Infektionen (Bakterien, Viren, Pilze, Parasiten), psychiatrische Anamnese, schwere Osteoporose, 8 Wo. vor bis 2 Wo. nach Schutzimpfungen; kritische Indikationsstellung im Wachstumsalter
Für Substitution oder bei vitaler Indikation keine KI.

NW. Bei kurzfristiger A. (bis 10 d): geringe NW., jedoch Blutungen im M/D-Trakt, Blutdruckanstieg u. herabgesetzte Widerstandsfähigkeit gegenüber Infektionen mgl.
Bei längerfristiger A. über 7,5 mg/d: Osteoporose, Natrium- u. Wasserretention mit Ödembildung, verminderte Glucosetoleranz u. Diabetes, Gewichtszunahme, Fettverteilungsstör., Infektionsresistenz↓, Maskierung von Entzündungen, Wundheilung↓, Stimmungsschwankungen, akute Psychosen
Bei längerfristiger lokaler A.: syst. NW. mgl. sowie Hautatrophien u.w.

WW. NSAR (M/D-Blutungsgefahr↑), Antidiabetika↓, Herzglykoside↑ (durch Kaliummangel), ACE-Hemmer (Blutbildveränderungen), orale Antikoagulanzien↓, Saluretika (Kalium-Ausscheidung↑); Rifampicin u. Phenytoin u. Barbiturate (P.↓)

Diese Angaben sind nicht vollständig – beachten Sie bitte die Erläuterungen und Hinweise in Kapitel 2, S. 11 bis 16.

PROGUANIL

Malariamittel

D. **Prophylaxe:** 1 × tgl. 200 mg Proguanil-HCl; Beginn mind. 24 h vor Eintreffen im Malariagebiet, weitere regelmäßige Einnahme während des Aufenthalts, Ende 4 Wo. nach Verlassen des Gebietes; Einnahme tgl. zur gleichen Zeit

H. Die alleinige Einnahme von P. zur Malariaprophylaxe ist nicht sinnvoll. Nur eine Komb. von P. mit Chloroquin bietet in vielen Ländern mit mittlerem u. hohem Infektionsrisiko (Zone B u. C nach WHO-Klassifikation) einen ausreichenden Schutz u. ist auch bei Schwangeren mgl. P. ist nicht zur Malariatherapie geeignet

NW. M/D-Beschw. (g)

WW. Magnesiumhaltige Antacida (P.↓)

Diese Angaben sind nicht vollständig – beachten Sie bitte die Erläuterungen und Hinweise in Kapitel 2, S. 11 bis 16.

PROMETHAZIN

Neuroleptikum, Phenothiazin

D. 1–3 × tgl. 25–50 mg

KI. Akute Intoxikation mit zentraldämpfenden AM u. Alkohol

NW. Dyskinesien, Parkinsonoid, Akathisie; Müdigkeit (g), Mundtrockenheit (g), Akkommodationsstör. (g), Blasenentleerungsstör. (g), Tachykardie (g); Agranulozytose (s) – (Anzeichen: Fieber, Zahnfleisch- u. Mundschleimhautentzündungen, Halsschmerzen sowie grippeähnliche Symptome) – sofort Arzt aufsuchen, keine Selbstmedikation dieser Symptome

WW. Alkohol (P.↑), zentraldämpfende AM↑ (P.↑), Antihypertonika↑, Anticholinergika↑, Levodopa↓, Metoclopramid (NW.↑)

Diese Angaben sind nicht vollständig – beachten Sie bitte die Erläuterungen und Hinweise in Kapitel 2, S. 11 bis 16.

PROPAFENON

Antiarrhythmikum

A. Tbl. nicht lutschen o. kauen (P. ist sehr bitter u. lokalanästhetisch)

D. 3 × tgl. 150 mg bis max. 3 × tgl. 300 mg Propafenon-HCl

H. Zahnarzt auf P.-Einnahme hinweisen

KI. Manifeste Herzinsuffizienz, innerhalb der ersten 3 Mon. nach Myokardinfarkt, schwere obstruktive Lungenerkr. (z. B. Asthma); Komb. mit Mizolastin

NW. M/D-Beschw. (Übelkeit, Verstopfung), Geschmacksstör., orthostatische Regulationsstör.; P. hat selbst eine proarrhythmogene Potenz

WW. Mizolastin (Arrhythmien mgl.), Herzglykoside↑, β-Blocker↑ (P.↑), tricycl. Antidepressiva↑ (P.↑), Theophyllin↑, Cimetidin u. Chinidin (P.↑), orale Antikoagulanzien↑

Diese Angaben sind nicht vollständig – beachten Sie bitte die Erläuterungen und Hinweise in Kapitel 2, S. 11 bis 16.

PROPIVERIN

Spasmolytikum, Anticholinergikum

A. Regelmäßige Einnahme (außer postoperative A.)
Erw.: mind. 3 Wo.
Kdr: mind. 3 Mon.

D. **Erw.:** 2–3 × tgl. 15 mg
Kdr.: 2 × tgl. 0,4 mg/kg KG
Berechnet als Propiverin-HCl

H. Vorsicht bei Engwinkelglaukom

KI. Stillzeit, Blasenentleerungsstör. mit Restharnbildung, mech. Stenosen im M/D-Bereich,
Tachyarrhythmie, Pollakisurie kardialer o. rena-
ler Genese

NW. Mundtrockenheit (h), Akkommodationsstör. (h),
zentralnervöse Stör., Abnahme d. Schweißdrüsensekretion

WW. Antihistaminika (anticholinerge W.↑), tri- u.
tetracyclische Antidepressiva (P.↑), Neuroleptika (P.↑), β-Sympathomimetika (P.↑), Metoclo-
pramid↓ (P.↓)

Diese Angaben sind nicht vollständig – beachten Sie bitte die
Erläuterungen und Hinweise in Kapitel 2, S. 11 bis 16.

PROPRANOLOL

β-Rezeptorenblocker

A. Regelmäßige Einnahme

D. Bis 320 mg/d Propranolol-HCl, verteilt auf mehrere ED; ein- u. ausschleichende D. erforderlich

H. Nicht ohne ärztlichen Rat absetzen! Diabetiker darauf hinweisen, dass die Frühwarnzeichen einer drohenden Unterzuckerung durch Propranolol maskiert werden können; Kontaktlinsenträger informieren, dass Augen evtl. trockener werden

KI. Asthma, Hypotonie (RR systolisch < 90 mm Hg), Bradykardie (< 50/min.), schwere Durchblutungsstör.

NW. **In der Einstellungsphase:** Müdigkeit, Schwindel, Kopfschmerzen, M/D-Beschw.; kalte Extremitäten, Verschlechterung der Blutfettwerte mgl.

WW. Insulin u. Sulfonylharnstoff-Antidiabetika u. Metformin (Hypoglykämierisiko↑); Antihypertonika↑; andere antiarrhythmisch wirkende AM (Reizleitungsstör. u. Minderung der Herzkraft), Cimetidin (P.↑)

Diese Angaben sind nicht vollständig – beachten Sie bitte die Erläuterungen und Hinweise in Kapitel 2, S. 11 bis 16.

PROPYPHENAZON

Antipyretikum, Antiphlogistikum, Analgetikum

D. **Kdr. (1–6 J.):** 1–3 × tgl. 200 mg (Supp.)
Kdr. > 7 J.: bis 1200 mg/d in 3–4 ED
Erw.: max. 4000 mg/d in 3–4 ED

H. Schwerwiegendes Risiko einer allergischen Sofortreaktion mit Schocksymptomatik (ss); bei den ersten Anzeichen eines Schocks sofort Arzt aufsuchen; Langzeit-A. vermeiden (Agranulozytosegefahr); Propyphenazon sollte in der Selbstmedikation Mittel der II. Wahl sein

KI. Überempfindlichkeit gegen Pyrazolone, Analgetika-Intoleranz (Asthma), Blutbildungsstör., strenge Indikationsstellung 6 Wo. vor d. Entbindung

NW. Hautreaktionen, Schock, Nierenentzündung, Oligurie, Anurie

WW. Colestyramin (P.↓)

Diese Angaben sind nicht vollständig – beachten Sie bitte die Erläuterungen und Hinweise in Kapitel 2, S. 11 bis 16.

QUINAPRIL

Antihypertonikum, Mittel gegen Herzinsuffizienz,
ACE-Hemmer

A. Regelmäßige Einnahme

D. **Initial:** 10mg/d als ED bzw. morgens u. abends 5 mg,
nach 3 Wo. Steigerung auf 20 mg/d; max. 2 × tgl. 20 mg
Vorsichtige, einschleichende D. bei Patienten unter
Diuretikatherapie (Gefahr übermäßiger Blutdrucksenkung)

H. Nicht ohne ärztlichen Rat absetzen; in der Selbstmedikation Paracetamol zur Schmerztherapie empfehlen

KI. Kdr. < 14 J.; Zustand nach Nierentransplantation, Dialyse, Desensibilisierungstherapie (Insektengifte),
Schwangerschaft 2. u. 3. Trimenon, Stillzeit

NW. Trockener Reizhusten (h), Kopfschmerzen (g), Schwindel (g), Sehstör. (g), M/D-Beschw. (g), Nierenfunktionsstör. (g), Hautausschlag (g); Quincke-Ödem im
Gesicht (s) – kann lebensbedrohlich sein, ACE-Hemmer
sofort absetzen u. Arzt aufsuchen

WW. Alkohol↑, ASS (Q.↓), Kalium-Präparate u. kaliumsparende Diuretika (Hyperkaliämie), Antihypertonika
(Blutdruck↓), Allopurinol u. Immunsuppressiva u. system. Corticoide (Leukopenierisiko↑), Clozapin (Hämatotox.↑), Methotrexat (Tox.↑), Lithium↑, orale Antidiabetika u. Insulin (Hypoglykämierisiko↑), Metformin
(Lactatazidose-Risiko↑), NSAR (Q.↓), Diuretika (Q.↑)

Diese Angaben sind nicht vollständig – beachten Sie bitte die
Erläuterungen und Hinweise in Kapitel 2, S. 11 bis 16.

RAMIPRIL

Antihypertonikum, Mittel gegen Herzinsuffizienz,
ACE-Hemmer

A. Regelmäßige Einnahme

D. **Initial:** 1 × tgl. 2,5 mg (morgens), nach 3 Wo. Steigerung auf 1 × tgl. 5 mg mgl., max. 10 mg/d; vorsichtige,
einschleichende D. bei Patienten unter Diuretikatherapie (Gefahr übermäßiger Blutdrucksenkung)

H. Nicht ohne ärztlichen Rat absetzen; in der Selbstmedikation Paracetamol zur Schmerztherapie empfehlen

KI. Kdr. < 14 J.; Zustand nach Nierentransplantation, Dialyse, Desensibilisierungstherapie (Insektengifte),
Schwangerschaft 2. u. 3. Trimenon/Stillzeit

NW. Trockener Reizhusten (h), Kopfschmerzen (g),
Schwindel (g), Sehstör. (g), M/D-Beschw. (g), Nierenfunktionsstör. (g), Hautausschlag (g); Quincke-Ödem
im Gesicht (s) – kann lebensbedrohlich sein, ACE-
Hemmer sofort absetzen u. Arzt aufsuchen

WW. Alkohol↑, ASS (R.↓), Kalium-Präparate u. kaliumsparende Diuretika (Hyperkaliämie), Antihypertonika
(Blutdruck↓), Allopurinol u. Immunsuppressiva u.
system. Corticoide (Leukopenierisiko↑), Clozapin
(Hämatotox.↑), Methotrexat (Tox.↑), Lithium↑, orale
Antidiabetika u. Insulin (Hypoglykämierisiko↑), Metformin (Lactatazidose-Risiko↑), NSAR (R.↓), Diuretika (R.↑)

Diese Angaben sind nicht vollständig – beachten Sie bitte die
Erläuterungen und Hinweise in Kapitel 2, S. 11 bis 16.

RANITIDIN

Magensäuresekretionshemmer, H_2-Rezeptorenblocker

D. **Akuttherapie:** 1 × tgl. 300 mg vor dem Schlafengehen o. 2 × tgl. 150 mg (morgens u. abends) für 4–8 Wo./2 × tgl. 300 mg für 4 Wo.
Rezidivprophylaxe: 1 × tgl. 150 mg vor dem Schlafengehen
Selbstmedikation: 1 × tgl. 75 mg vor dem Schlafengehen, max. 4 × tgl. 75 mg

H. Alkohol u. Nikotin meiden; Kaffee, stark gewürzte Speisen, spätes u./o. umfangreiches Abendessen u. Übergewicht können Beschw. verstärken; bei Sodbrennen keine schweren Lasten heben; bei Beschw., die über 14 d fortbestehen bzw. mit Gewichtsverlust einhergehen, Arzt aufsuchen (Selbstmedikation). Strenge Indikationsstellung in d. Schwangerschaft, bes. im 1. Trimenon u. beim Stillen

KI. Kdr. < 10 J.;
Selbstmedikation: Kdr. u. Jgl.<16 J., schwere Nierenfunktionsstör., Schwangerschaft u. Stillzeit

NW. **In der Einstellungsphase:** Kopfschmerzen (g), Schwindel (g), M/D-Beschw. (g), Hautausschlag (g)

WW. Antazida (z. B. Magaldrat) u. Sucralfat u. Ketoconazol u. Itraconazol – 2 h Abstand halten, Theophyllin (in Einzelfällen: T.-Plasmakonz.↑)

Diese Angaben sind nicht vollständig – beachten Sie bitte die Erläuterungen und Hinweise in Kapitel 2, S. 11 bis 16.

RISPERIDON

Neuroleptikum

A. TD einmalig o. auf 2 ED verteilt einnehmen

D. Einschleichend, 4–6 mg/d, max. 10 mg/d

H. Lsg. nicht mit schwarzem o. grünem Tee einnehmen

KI. Kdr. u. Jgl.

NW. Schlaflosigkeit (h), Angstzustände (h), Kopfschmerzen (h), Schwäche (g), M/D-Beschw. (g), Sehstör. (g), Hypotonie (g), Stör. d. Sexualfunkt. (g), extrapyramidale Stör. (g), Gewichtszunahme

WW. Zentralwirksame AM, Dopamin-Agonisten↓ (z. B. Levodopa), Carbamazepin (R.↓), Antihypertonika↑

Diese Angaben sind nicht vollständig – beachten Sie bitte die Erläuterungen und Hinweise in Kapitel 2, S. 11 bis 16.

ROFECOXIB

Mittel zur symptomatischen Schmerzlinderung u. Entzündungshemmung bei Arthrose, COX2-Hemmer

D. 1 × tgl. 12,5–25 mg (Vorsicht bei älteren Patienten)

H. Strenge Indikationsstellung im 1. u. 2. Trimenon d. Schwangerschaft
Vorsicht bei Patienten mit M/D-Ulcera, -Blutungen u. -Perforationen in d. Anamnese sowie Patienten > 65 J.

KI. Kdr. u. Jgl.; floride M/D-Ulcera, entzündliche Darmerkr. (z. B. Morbus Crohn, Colitis ulcerosa)

NW. M/D-Beschw. (g), Kopfschmerzen (g), Benommenheit (g)

WW. ASS (hochdosiert) u. NSAR (NW.↑), orale Antikoagulanzien↑, Antihypertonika↓, Diuretika↓, Tacrolimus u. Ciclosporin (Nephrotox.↑), Methotrexat (Tox.↑)

Diese Angaben sind nicht vollständig – beachten Sie bitte die Erläuterungen und Hinweise in Kapitel 2, S. 11 bis 16.

ROXITHROMYCIN

Makrolidantibiotikum

A. 15 min vor dem Essen

D. 2 × tgl. 150 mg oder 1 × tgl. 300 mg (nicht bei schweren Leberfunktionsstör.)

H. Therapie nicht vorzeitig abbrechen; mgl. Kreuzresistenz u. Kreuzallergie mit anderen Makrolidantibiotika beachten

KI. Schwere Leberfunktionsstör., Komb. mit Mizolastin

NW. M/D-Beschw. (g)

WW. Mizolastin u. Terfenadin (Herzrhythmusstör.), Theophyllin↑, orale Antikoagulanzien↑, Dihydroergotamin u. nichthydrierte Mutterkornalkaloide (Vasokonstriktion↑), Lincomycine↓ (R.↓), Carbamazepin↑, Digoxin↑, Phenytoin↑, Valproinsäure↑, Ciclosporin (Nephrotox.↑), CSE-Hemmer (Myopathie-Risiko↑), Triazolam↑, Midazolam↑

Diese Angaben sind nicht vollständig – beachten Sie bitte die Erläuterungen und Hinweise in Kapitel 2, S. 11 bis 16.

SALBUTAMOL

Broncholytikum, β_2-Sympathomimetikum

D. **Oral:** Erw. u. Kdr. > 12 J.: morgens u. abends 8 mg (Retard)
DA: Erw. 1–2 Hübe im Abstand von 1 min; weitere Hübe bei Dauerbehandlung frühestens nach 3 h, max. 10 Hübe/d; bei ansteigendem Bedarf ist wegen der Gefahr einer Exazerbation des Asthmas der Arzt aufzusuchen

H. Kontakt d. Inhalations-Lsg.(auch in vernebelter Form) mit den Augen vermeiden; keine Gabe kurz vor d. Geburt (Wehenhemmung); Inh. in d. Schwangerschaft mgl.

KI. Akuter Herzinfarkt; Vorsicht bei schwerer Hyperthyreose

NW. (h)/(g) (dosisabhängig u. meistens in der Einstellungsphase): Unruhe, Palpitationen, Tremor; Tachykardie

WW. Antidiabetika↓, β-Sympathomimetika u. Theophyllin u. Anticholinergika (W. u. NW. von Salbutamol↑), β-Blocker (S.↓, Bronchospasmen mgl.), MAO-Hemmer u. tricyclische Antidepressiva (S.-NW.↑)

Diese Angaben sind nicht vollständig – beachten Sie bitte die Erläuterungen und Hinweise in Kapitel 2, S. 11 bis 16.

SALMETEROL

Antiasthmatikum, Broncholytikum, β-Sympathomimetikum

A. Regelmäßige A.; inhalative Glucocorticoide nicht absetzen; nicht durch das Gerät ausatmen und das Gerät vor Feuchtigkeit schützen

D. **Erw.:** morgens u. abends je 0,05–0,1 mg inhalieren
Kdr.: morgens u. abends je 0,05 mg inhalieren

H. Nicht zur Akutbehandlung geeignet! Wirkung setzt ca. 10–20 min nach Inhalation ein; Wirkdauer > 12 h. bei akuter o. sich rasch verschlechternder Atemnot sofort Arzt aufsuchen! Eine Dosissteigerung muss wegen der NW. vermieden werden. Anwendung bei Kindern nur unter Aufsicht

KI. Kdr. < 6 J.; Herzerkr. (z. B. Rhythmusstör., Herzklappenfehler), schwere Hyperthyreose

NW. **(g) (dosisabhängig u. meistens in d. Einstellungsphase):** Übelkeit, Unruhe, Palpitationen, Tremor; Tachykardie, Tachyarrhythmien, Hypokaliämie, Blutzuckersteigerung; bei Husten o. paradoxem Bronchospasmus AM absetzen u. Arzt aufsuchen

WW. $β_2$-Sympathomimetika u. Theophyllin↑ (Arrhythmien); β-Blocker (S.↓, Asthmaanfall mgl.)

Diese Angaben sind nicht vollständig – beachten Sie bitte die Erläuterungen und Hinweise in Kapitel 2, S. 11 bis 16.

SERTRALIN

Antidepressivum, Serotoninwiederaufnahmehemmer

A. 1 × tgl. morgens o. abends

D. 50 mg/d; max. 200 mg/d

H. Optimale antidepressive Wirkung nach 2–4 Wo.; eine wirksame Empfängnisverhütung sollte bei der Behandlung von Frauen gewährleistet sein

KI. Kdr. < 5 J.; Komb. mit MAO-Hemmern (Tranylcypromin, Selegilin, Moclobemid): 2 Wo. vor u. 2 Wo. nach S.-Einnahme keine MAO-Hemmer einsetzen; Komb. mit serotogenen Substanzen (z. B. Tryptophan)

NW. (h): M/D-Beschw. (Brechreiz, Durchfall), zentralnervöse Stör. (Tremor, Schwindel, Schlaflosigkeit), Appetitlosigkeit, Gewichtsabnahme, Mundtrockenheit, Sexualstör.

WW. Johanniskraut (S.↓), MAO-Hemmer (tödlich verlaufende WW. mgl. – s. KI.)

Diese Angaben sind nicht vollständig – beachten Sie bitte die Erläuterungen und Hinweise in Kapitel 2, S. 11 bis 16.

SILDENAFIL

Mittel bei erektiler Dysfunktion

A. 1 h vor dem Geschlechtsverkehr

D. Nur 1 × tgl. 25–50, max. 100 mg; Patienten > 65 J. anfangs 25 mg

H. Wirkungseintritt nach 25 min, Wirkdauer 3–4 h; S. ist kein Aphrodisiakum, wirkt nur bei sexueller Stimulation; nach reichhaltiger Mahlzeit Wirkungsverzögerung Patienten sollten bei jeder (Neu-)Verordnung von AM ihren Ärzten Kenntnis geben, dass sie S. anwenden (wegen mgl. WW). S. ist bei Frauen nicht indiziert

KI. Schwere Herzerkr., schwere Leberfunktionsstör., Hypotonie (RR < 90/50 mm Hg), vorangegangener Schlaganfall o. Herzinfarkt, bekannte degenerative Retinaerkr.; Komb. mit Nitraten o. NO-Donatoren (z. B. ISDN, ISMN, Molsidomin, Pentaerythrityltetranitrat, „Poppers"); gleichzeitige andere Behandlung d. erektilen Dysfunktion

NW. Kopfschmerzen (h), Flush (h), M/D-Beschw. (g), Sehstör. (dosisabhängig: g/h)

WW. Nitrate u. NO-Donatoren – z. B. ISDN, ISMN, Molsidomin, Pentaerythrityltetranitrat, „Poppers" – (Blutdruck↓ u. Kreislaufdepression, z. T. mit Todesfolge); Erythromycin u. Cimetidin u. Ketoconazol u. Itraconazol u. Saquinavir (Sildenafil-Plasmaspiegel↑, daher empfohlene Anfangsdosis 25 mg); Diuretika u. Antihypertonika (Blutdruck↓)

Diese Angaben sind nicht vollständig – beachten Sie bitte die Erläuterungen und Hinweise in Kapitel 2, S. 11 bis 16.

SIMETHICON

Karminativum

A. Bei Bedarf auch vor dem Schlafengehen einnehmen; Susp. gut schütteln! Tbl. zerkauen

H. Blähendes Gemüse, schwerverdauliche Weißmehlprodukte, Milch u. Käse meiden, ballaststoffreiche Kost bevorzugen

Diese Angaben sind nicht vollständig – beachten Sie bitte die Erläuterungen und Hinweise in Kapitel 2, S. 11 bis 16.

SIMVASTATIN

Lipidsenker, Cholesterol-Synthese-Enzymhemmer

A. Abends

D. (5) 10–40 mg/d, Dosisanpassung frühestens nach 4 Wo.

H. Nicht mit Grapefruitsaft einnehmen, langfristige, regelmäßige Einnahme u. cholesterinarme Diät erforderlich; bei Muskelschmerzen u. Muskelschwäche Arzt aufsuchen
Eine wirksame Empfängnisverhütung sollte bei der Behandlung von Frauen gewährleistet sein

KI. Kdr. u. Jgl.; Leberfunktionsstör., Myopathie

NW. M/D-Beschw. (g), Kopfschmerzen (g), Hautausschlag, Muskelschmerzen u. Muskelschwäche

WW. Orale Antikoagulanzien (Prothrombinzeit verlängert); Immunsuppressiva (z. B. Ciclosporin) u. weitere Lipidsenker (z. B. Fibrate, Nicotinsäure) u. Makrolidantibiotika erhöhen das Myopathie-Risiko; Colestyramin u. Colestipol (S.↓) – 4 h Abstand halten

Diese Angaben sind nicht vollständig – beachten Sie bitte die Erläuterungen und Hinweise in Kapitel 2, S. 11 bis 16.

SOTALOL

β-Rezeptorenblocker

A. Regelmäßige Einnahme

D. 2–3 × tgl. 80 mg bis 2 × tgl. 160 mg Sotalol-HCl, ein- u. ausschleichende D. erforderlich

H. Nicht ohne ärztlichen Rat absetzen! Diabetiker darauf hinweisen, dass die Frühwarnzeichen einer drohenden Unterzuckerung durch Sotalol maskiert werden können; Kontaktlinsenträger informieren, dass die Augen evtl. trockener werden

KI. Asthma, Hypotonie (RR systolisch < 90 mm Hg), Bradykardie (< 50/min.), schwere Durchblutungsstör., Komb. mit Mizolastin

NW. **In der Einstellungsphase:** Müdigkeit (g), Schwindel (g), Kopfschmerzen (g), M/D-Beschw.; Dyspnoe, kalte Extremitäten, Verschlechterung der Blutfettwerte mgl.

WW. Halofantrin, Mizolastin u. Terfenadin (Arrhythmien mgl.); Insulin u. Sulfonylharnstoff-Antidiabetika u. Metformin (Hypoglykämierisiko↑); Antihypertonika↑, andere antiarrhythmisch wirkende AM (Reizleitungsstör. u. Minderung der Herzkraft)

Diese Angaben sind nicht vollständig – beachten Sie bitte die Erläuterungen und Hinweise in Kapitel 2, S. 11 bis 16.

SPIRONOLACTON

Diuretikum, Aldosteronantagonist

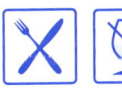

D. **Erhaltungsdosis:** 50–100 mg/d; max. 200 mg/d

H. Patienten unter Spironolacton sollten kein ASS zur Schmerztherapie erhalten

KI. Nierenfunktionsstör.

NW. Gynäkomastie (h), Müdigkeit (g), Schwäche (g)

WW. ASS (S.↓), Kalium-Präparate u. Angiotensin-Antagonisten (Hyperkaliämie↑), ACE-Hemmer u. NSAR (S.↓) verstärken Hyperkaliämie

Diese Angaben sind nicht vollständig – beachten Sie bitte die Erläuterungen und Hinweise in Kapitel 2, S. 11 bis 16.

SULFASALAZIN

Chemotherapeutikum

D. **Oral:** chronische Polyarthritis: einschleichend
dosieren bis 3000 mg/d in 3 ED
Chronische Darmentzündung:
Initial: 3000–4000 mg/d in 3 ED, Erhaltungsdosis: 2000–3000 mg/d in 3 ED
Supp.: morgens u. abends 500–1000 mg
Klysma: abends 3000 mg

H. Wirkungseintritt nach 8–10 Wo.; Langzeitbehandlung; reichliches Trinken wird empfohlen;
bei Frauen im gebärfähigen Alter ohne sichere
Empfängnisverhütung Folsäuresubstitution notwendig; regelmäßige ärztliche Leber-, Nieren-
u. Blutbildkontrolle

KI. Schwere L/N-Funktionsstör., Blutbildveränderungen, Ileus

NW. M/D-Beschw. (h), entzündlicher Hautausschlag
(h), Kopfschmerzen (h), Blutbildveränderungen
(g), Folsäuremangel (g), psychische Veränderungen (g), Asthma (g)

WW. Eisen (S.↓), Colestyramin (S.↓), Antibiotika –
z. B. Ampicillin, Neomycin u. Rifampicin (S.↓),
Sulfonylharnstoff-Antidiabetika (Hypoglykämierisiko↑)

Diese Angaben sind nicht vollständig – beachten Sie bitte die
Erläuterungen und Hinweise in Kapitel 2, S. 11 bis 16.

SULPIRID

Neuroleptikum, Dopaminantagonist

A. Bei Einnahme nach 16 Uhr Einschlafstör. mgl.

D. 100–300 mg/d (ambulant)

H. W. setzt ggf. erst nach 1 Wo. ein

KI. Manische Phasen, Epilepsie, M. Parkinson, akute Alkohol-, Schlafmittel-, Analgetika- (Opiat-) u. Psychopharmaka-Intoxikation

NW. Dyskinesien, Parkinsonoid, Mundtrockenheit, Tachykardie, endokrine Stör. durch Hyperprolaktinämie (Vergrößerung d. Brustdrüse, Zyklusstör.)

WW. Alkohol↑, zentraldämpfende AM↑, zentralerregende AM↑

Diese Angaben sind nicht vollständig – beachten Sie bitte die Erläuterungen und Hinweise in Kapitel 2, S. 11 bis 16.

SUMATRIPTAN

Migränetherapeutikum, Serotonin-Rezeptoragonist,
5HT$_{1D}$-Agonist

A. So früh wie mgl. nach Beginn des Migräne-Kopfschmerzes, S. ist aber auch zu einem späteren Zeitpunkt, dann aber weniger, wirksam

D. **Oral:** 50–100 mg; falls innerhalb von 24 h nach erstem Ansprechen auf S. wieder Migräne-Symptome auftreten, können weitere Tbl. eingenommen werden (jeweils im Abstand von mind. 4 h); max. 300 mg/24 h
s.c.: 6 mg; frühestens nach 2 h weitere 6 mg; max. 12 mg/24 h
Supp.: 25 mg; frühestens nach 2 h weitere 25 mg; max. 50 mg/24 h
NS: 20 mg (10 mg); frühestens nach 2 h weitere 10–20 mg; max. 40 mg/24 h

H. Bei Nichtansprechen auf S. kann mit ASS, Paracetamol o. Metoclopramid weiterbehandelt werden; S. ist nicht zur Migräneprophylaxe geeignet. Keine i.v.-Gabe

KI. Herzinfarkt, KHK, Koronarspasmen, arterielle Verschlusskrankheit, nach transistorischer ischämischer Attacke o. Schlaganfall, unkontrollierte Hypertonie; Komb. mit Ergotamin, Ergotamin-Derivaten (einschließlich Methysergid), MAO-Hemmern (14 d Behandlungspause), Zolmitriptan, Naratriptan o. anderen 5HT$_{1D}$-Agonisten;
Cave: Kdr. u. Jgl., Patienten > 65 J.; Stillen bis 24 h nach A. vermeiden.

NW. Enge- und Hitzegefühl im Brust- und Halsbereich (g), Übelkeit (g), leichter Blutdruckanstieg (s); bei heftigen Schmerzen im Brustkorb, Engegefühl mit Ausstrahlung in den Halsbereich sofort Arzt informieren

WW. Ergotamin (Gefahr von Koronarspasmen↑) – S. frühestens 24 h nach ergotaminhaltigen AM bzw. ergotaminhaltige AM frühestens 6 h nach S. anwenden, MAO-Hemmer (S.-W.↑ u. S.-NW.↑), Zolmitriptan (s. KI.)

Diese Angaben sind nicht vollständig – beachten Sie bitte die Erläuterungen und Hinweise in Kapitel 2, S. 11 bis 16.

TALINOLOL

β-Rezeptorenblocker

A. Regelmäßige Einnahme

D. 100–300 mg/d in 2 ED; ausschleichende D. erforderlich

H. Nicht ohne ärztlichen Rat absetzen! Diabetiker darauf hinweisen, dass die Frühwarnzeichen einer drohenden Unterzuckerung durch Talinolol maskiert werden können; Kontaktlinsenträger informieren, dass die Augen evtl. trockener werden

KI. Asthma, Hypotonie (RR systolisch < 90 mm Hg), Bradykardie (< 50/min)

NW. **In der Einstellungsphase:** Müdigkeit (g), Schwindel (g), Kopfschmerzen (g), M/D-Beschw.; kalte Extremitäten, Verschlechterung der Blutfettwerte mgl.

WW. Insulin u. Sulfonylharnstoff-Antidiabetika u. Metformin (Hypoglykämierisiko↑); Antihypertonika↑, andere antiarrhythmisch wirkende AM (Reizleitungsstör. u. Minderung der Herzkraft), Sulfasalazin (T.↓)

Diese Angaben sind nicht vollständig – beachten Sie bitte die Erläuterungen und Hinweise in Kapitel 2, S. 11 bis 16.

TAMOXIFEN

Zytostatikum, Antiestrogen

D. 20–40 mg/d in 2 ED (morgens u. abends)

H. Eine sichere nichthormonelle Schwanger-
schaftsverhütung sollte gewährleistet sein

KI. Schwangerschaft, Stillzeit, schwere Leukopenie, Thrombopenie; schwere Hypercalcämie

NW. **Besonders in der Einstellungsphase:** Kno-
chenschmerzen (g); M/D-Beschw., Juckreiz im
Genitalbereich, Ödeme, Hitzewallungen, Blutbildveränderungen (Leuko-, Thrombopenien)

WW. Hormonpräp. (gegenseitige Wirkungsverminderung, bes. Kontrazeptiva), orale Antikoagulan-
zien↑

Diese Angaben sind nicht vollständig – beachten Sie bitte die
Erläuterungen und Hinweise in Kapitel 2, S. 11 bis 16.

TAMSULOSIN

Prostatamittel, α_{1A}-Rezeptorenblocker

A. Regelmäßige Einnahme; morgens nach d. Frühstück, bzw. nach der ersten Mahlzeit des Tages, im Stehen o. Sitzen

D. 1 × tgl. 0,4 mg Tamsulosin-HCl

H. Nicht ohne ärztlichen Rat absetzen

KI. Bekannte orthostatische Dysregulation, schwere Leberfunktionsstör.

NW. Schwindel (g), M/D-Beschw. (g), retrograde Ejakulation (g), orthostatische Hypotonie u. Palpitationen

WW. Weitere α-Blocker (verstärkter Blutdruckabfall mgl.)

Diese Angaben sind nicht vollständig – beachten Sie bitte die Erläuterungen und Hinweise in Kapitel 2, S. 11 bis 16.

TEMAZEPAM

Hypnotikum, Benzodiazepin

A. Kurz vor dem Schlafengehen; nicht auf vollen Magen (sonst verzögerter Wirkungseintritt u. Überhangeffekte am Morgen)

D. Bis max. 40 mg abends

H. **Cave:** Abhängigkeit, Entzugssyndrom

KI. Kdr. u. Jgl. (Ausnahmen vgl. Fachliteratur); AM-, Drogen-, Alkoholabhängigkeit

NW. Müdigkeit (h), Konzentrationsschwäche (h)

WW. Alkohol↑ (T.↑), zentralwirksame AM↑ (auch Dextromethorphan u. Antiallergika, z.B. Diphenhydramin), Muskelrelaxanzien↑, Methotrexat (Tox.↑)

Diese Angaben sind nicht vollständig – beachten Sie bitte die Erläuterungen und Hinweise in Kapitel 2, S. 11 bis 16.

TERAZOSIN

Antihypertonikum, peripherer α_1-Rezeptorenblocker

A. Bei Neueinstellung/Dosissteigerung o. nach Therapieunterbrechung erste Dosis vor dem Schlafengehen o. nach der Einnahme hinlegen; regelmäßige Einnahme

D. Einschleichende D.; initial 1 × tgl. 1mg abends, langsam über Tage bis Wochen steigernd auf max. 20 mg/d

H. Nicht ohne ärztlichen Rat absetzen; Blutdruckmessung im Sitzen u. Stehen

KI. Kdr. < 12 J.; mech. bedingte Herzinsuffizienz (z. B. Mitralstenose); Vorsicht bei schweren L/N-Funktionsstör.

NW. Kopfschmerzen, Schwindel, orthostatische Dysregulation

WW. Weitere Blutdruck senkende AM (verstärkter Blutdruckabfall mgl.)

Diese Angaben sind nicht vollständig – beachten Sie bitte die Erläuterungen und Hinweise in Kapitel 2, S. 11 bis 16.

TERFENADIN

H$_1$-Antihistaminikum

D. 1–2 × tgl. 60 mg

H. Während der Behandlung keinen Grapefruitsaft trinken

KI. Kdr. < 3 J. (Susp.), Kdr. < 12 J. (Tbl.); schwere Leberfunktionsstör., Herzrhythmusstör.; Komb. mit Azolantimykotika wie Ketoconazol, Itraconazol; Komb. mit Makrolidantibiotika wie Clarithromycin, Erythromycin, Josamycin, Troleandromycin

NW. Bei Auftreten von Schwindel o. Herzklopfen AM absetzen u. Arzt aufsuchen

WW. Ketoconazol, Itraconazol, andere Azolderivate u. Makrolidantibiotika wie Clarithromycin, Erythromycin, Josamycin, Troleandromycin u. Serotonin-Reuptake-Hemmer u. HIV-Protease-Inhibitoren (Verzögerung der T.-Ausscheidung, Herzrhythmusstör.)

Diese Angaben sind nicht vollständig – beachten Sie bitte die Erläuterungen und Hinweise in Kapitel 2, S. 11 bis 16.

TETRAZEPAM

Myotonolytikum, Benzodiazepin

D. **Initial:** 50 mg/d
Steigerung auf 400 mg/d mgl., verteilt auf mehrere ED

H. Überhangeffekte am Morgen nach abendlicher
Gabe mgl.
Cave: Abhängigkeit, Entzugssyndrom

KI. Kdr. < 1 J.; AM-, Drogen-, Alkoholabhängigkeit

NW. Müdigkeit (h), Konzentrationsschwäche (h)

WW. Alkohol↑ (T.↑), zentralwirksame AM↑ (auch
Dextromethorphan u. Antiallergika, z. B.
Diphenhydramin), Cimetidin (T.↑), Muskel-
relaxanzien↑, Methotrexat (Tox.↑)

Diese Angaben sind nicht vollständig – beachten Sie bitte die
Erläuterungen und Hinweise in Kapitel 2, S. 11 bis 16.

THEOPHYLLIN

Broncholytikum

A. Morgens u. abends, Einnahme am Abend kurz vor d. Schlafengehen

D. 500–1500 mg/d; D. langsam über 2- 3 Tage steigern

H. Rauchen vermeiden

KI. Akuter Herzinfarkt, Herzrhythmusstör.; strenge Indikationsstellung im I. u. II. Trimenon der Schwangerschaft

NW. Zentralnervöse Stör., M/D-Beschw., Tachykardie; NW. sind häufig Zeichen einer Überdosierung

WW. Coffein↑ (T.↑), Nicotin (T.↓), Johanniskraut (T.↓); β-Sympathomimetika (T.↑); erhöhte Überdosierungsgefahr bei Komb. mit Chinolonen (z. B. Ciprofloxacin u. Enoxacin – Dosisreduktion erforderlich) u. Makrolid-Antibiotika u. Cimetidin u. Allopurinol; Lithium↓, β-Blocker↓, Diuretika↑, Ticlopidin (T.↑)

Diese Angaben sind nicht vollständig – beachten Sie bitte die Erläuterungen und Hinweise in Kapitel 2, S. 11 bis 16.

THIAMAZOL

Thyreostatikum

A. Bei Langzeittherapie regelmäßig morgens einnehmen

D. **Initial:** 20–40 mg/d in 3 ED
Erhaltungsdosis: 2,5–10 mg/d

KI. Blutbildveränderungen (Granulozytopenie), Stillzeit

NW. Allerg. Hauterscheinungen, z. B. Jucken, Nesselsucht (h); Agranulozytose – bei 0,3–0,6 % der Patienten, auch noch Monate nach Therapiebeginn – (Anzeichen: Fieber, Zahnfleisch- u. Mundschleimhautentzündungen, Halsschmerzen sowie grippeähnliche Symptome) – sofort Arzt aufsuchen, keine Selbstmedikation dieser Symptome

WW. Jodüberschuss (T.$\downarrow$), Jodmangel (T.$\uparrow$)

Diese Angaben sind nicht vollständig – beachten Sie bitte die Erläuterungen und Hinweise in Kapitel 2, S. 11 bis 16.

TICLOPIDIN

Thrombozytenaggregationshemmer

D. 2 × tgl. 250 mg Ticlopidin-HCl

H. Bei Fieber, Halsentzündung, Mundgeschwüren o. Hämatomen sollte sofort Blutbildkontrolle erfolgen. In den ersten 3 Mon. der Therapie Differentialblutbildkontrolle in 14tägigen Abständen

KI. Kdr., Stillzeit; Erkr., die mit erhöhter Blutungsneigung o. Blutbildveränderungen einhergehen, gastrointestinale Blutungen

NW. **In der Einstellungsphase:** M/D-Beschw. (h); Schwindel (g), Kopfschmerzen (g), Schwäche (g), Appetitlosigkeit (g), Hautausschlag (g), Erhöhung der Cholesterin- u. Triglyceridwerte (h)

WW. Erhöhte Blutungsneigung durch ASS u. NSAR u. Heparin u. orale Antikoagulanzien; Antacida (T.↓), Cimetidin (T.↑), Theophyllin↑

Diese Angaben sind nicht vollständig – beachten Sie bitte die Erläuterungen und Hinweise in Kapitel 2, S. 11 bis 16.

TILIDIN/NALOXON

Analgetikum

D. **ED:** 50–100 mg Tilidin
TD: 600 mg Tilidin (max.)
Berechnet als Tilidin-HCl

H. Wirkdauer 4–6 h; körperliche Belastung meiden
(Verminderung der NW.); bei Schwindelgefühl
hinlegen

KI. Kdr. < 1 J.; Abhängigkeitserkr., erhöhte zerebrale Krampfbereitschaft
Wegen d. Naloxonanteils nicht zur Entzugsbe-
handlung Opiatabhängiger bestimmt (es kommt
zur Verstärkung der Entzugserscheinungen)

NW. Schwindel, Übelkeit u. Erbrechen (g), Obstipation (bei höheren Dosen), Veränderungen der
Aktiviertheit

WW. Zentraldämpfende AM↑

Diese Angaben sind nicht vollständig – beachten Sie bitte die
Erläuterungen und Hinweise in Kapitel 2, S. 11 bis 16.

TIMOLOL

Glaukommittel, β-Rezeptorenblocker

A. Regelmäßige A., Langzeittherapie

D. **AT:**
Initial: 2 × tgl. 1 Tr. (0,1%ige Lsg.)
Erhaltungsdosis: 1 × tgl. 1 Tr. (0,1–0,5%ige Lsg.)

H. Keine weichen Kontaktlinsen tragen, harte Kontaktlinsen erst 15 min nach Applikation von T. wieder einsetzen

KI. Obstruktive Bronchialerk., z. B. Bronchialasthma, Bradykardie (<50/min.); schwere allerg. Rhinitis

NW. Reizungen d. Bindehaut, Hornhaut o. d. Lidrandes; syst. NW. von β-Rezeptorenblockern mgl.

WW. Pilocarpin (T.↑); β-Blocker↑ (T.↑) u. Calciumantagonisten u. Reserpin (Hypotonie/Bradykardie)

Diese Angaben sind nicht vollständig – beachten Sie bitte die Erläuterungen und Hinweise in Kapitel 2, S. 11 bis 16.

TORASEMID

Schleifendiuretikum

A. Um Nachtruhe nicht zu stören, nach Möglichkeit nicht zum Abend einnehmen

D. Zur Hypertoniebehandlung 1 × tgl. 2,5 mg, bei nicht ausreichender Wirkung Dosissteigerung nach ca. 3 Mon. auf 1 × tgl. 5 bis max. 10 mg
Erhaltungsdosen > 50 mg/d nur bei Patienten mit schwerster Niereninsuffizienz aber noch erhaltener Restfiltration

H. Auf kaliumreiche Ernährung achten (z. B. Bananen, getrocknete Aprikosen); Verschlechterung von Zucker-, Blutfett- u. Harnsäurewerten mgl., erhöhte Thromboseneigung

KI. Starke Harnflussbehinderung, Niereninsuffizienz mit Anurie, schwere Hypokaliämie u. Hyponatriämie, Hypotonie, Hypovolämie
200 mg: Normale oder mäßig eingeschränkte Nierenfunktion

NW. Kopfschmerzen, Schwindel, Wadenkrämpfe, Muskelverspannung (Magnesium↓), Mundtrockenheit, Thromboseneigung↑, Gichtanfälle↑

WW. Laxanzien (z. B. Anthranoide, Bisacodyl, Natriumpicosulfat) steigern Hypokaliämie; NSAR (T.↓), hochdosierte Salicylate (ZNS-Wirkung↑), Antidiabetika↓, Lithium↑, Antihypertonika↑, Herzglykoside (Toxizitätssteigerung infolge Hypokaliämie), Glucocorticoide (Hypokaliämie↑), Theophyllin↑, Aminoglykoside u. Cisplatin (Oto- und Nephrotoxizität↑); bei hohen Torasemiddosen: Cephalosporine, z. B. Cefixim u. Cefuroxim (Nephrotox.↑)

Diese Angaben sind nicht vollständig – beachten Sie bitte die Erläuterungen und Hinweise in Kapitel 2, S. 11 bis 16.

TRAMADOL

Analgetikum

D.   **ED:** 50–100 mg
TD: 400 mg (max.), Dosisanpassung bei einge-
schränkter L/N-Funktion
Berechnet ab Tramadol-HCl

H.   **Cave:** Abhängigkeit; Wirkdauer ca. 2 h, daher
Retardformen bevorzugen

KI.   Kdr. < 1 J.; akute Alkohol-, Analgetika-, Schlaf-
mittel- o. Psychopharmaka-Intoxikation, Dro-
gensubstitution, erhöhte zerebrale Krampfbereitschaft
Vorsicht in der Schwangerschaft u. Stillzeit

NW.   Übelkeit, Schwitzen, Mundtrockenheit,
Schwindel, Tachykardie, Blutdruckabfall, Veränderung der Aktiviertheit

WW.   Zentraldämpfende Pharmaka↑, Neuroleptika
(Krampfanfälle↑)

Diese Angaben sind nicht vollständig – beachten Sie bitte die
Erläuterungen und Hinweise in Kapitel 2, S. 11 bis 16.

TRANDOLAPRIL

Antihypertonikum, Mittel gegen Herzinsuffizienz, ACE-Hemmer

A. Regelmäßige Einnahme

D. **Initial:** 1 × tgl. 2 mg, nach 2–4 Wo. Steigerung auf 1 × tgl. 4 mg mgl.; vorsichtige, einschleichende D. bei Patienten unter Diuretikatherapie (Gefahr übermäßiger Blutdrucksenkung)

H. Nicht ohne ärztlichen Rat absetzen; in der Selbstmedikation Paracetamol zur Schmerztherapie empfehlen

KI. Kdr. < 14 J.; Zustand nach Nierentransplantation, Dialyse, Desensibilisierungstherapie (Insektengifte), Schwangerschaft 2. u. 3. Trimenon, Stillzeit

NW. Trockener Reizhusten (h), Kopfschmerzen (g), Schwindel (g), Sehstör. (g), M/D-Beschw. (g), Nierenfunktionsstör. (g), Hautausschlag (g); Quincke-Ödem im Gesicht (s) – kann lebensbedrohlich sein, ACE-Hemmer sofort absetzen u. Arzt aufsuchen

WW. Alkohol↑, ASS (T.↓), Kalium-Präparate u. kaliumsparende Diuretika (Hyperkaliämie), Antihypertonika (Blutdruck↓), Allopurinol u. Immunsuppressiva u. system. Corticoide (Leukopenierisiko↑), Clozapin (Hämatotox.↑), Methotrexat (Tox.↑), Lithium↑, orale Antidiabetika u. Insulin (Hypoglykämierisiko↑), Metformin (Lactatazidose-Risiko↑), NSAR (T.↓), Diuretika (T.↑)

Diese Angaben sind nicht vollständig – beachten Sie bitte die Erläuterungen und Hinweise in Kapitel 2, S. 11 bis 16.

TRIMIPRAMIN

Tricyclisches Antidepressivum

A. Wenn schlafanstoßende W. erwünscht ist, abends höhere Teildosis einnehmen

D. Ein- u. ausschleichend, 25–100 mg/d (ambulant), Therapiedauer allgem. 4–6 Wo.

KI. Erregungsleitungsstör. am Herzen, Komb. mit irreversiblem MAO-Hemmer Tranylcypromin (14 d Behandlungspause), akute Intoxikationen mit zentraldämpfenden AM u. Alkohol, akute Delirien, Engwinkelglaukom

NW. Müdigkeit, Obstipation, Mundtrockenheit, Akkommodationsstör., Blasenentleerungsstör., Herzrhythmusstör.

WW. Alkohol↑ (T.↑), zentraldämpfende AM↑, Johanniskraut (T.↓), Sympathomimetika↑, Clonidin↓, Anticholinergika↑; β-Blocker u. Calciumantagonisten u. Nitrate (verstärkte Blutdrucksenkung); Herzglykoside u. Antiarrhythmika (Gefahr von Rhythmusstör.↑), irreversibler MAO-Hemmer Tranylcypromin (schwere NW.)

Diese Angaben sind nicht vollständig – beachten Sie bitte die Erläuterungen und Hinweise in Kapitel 2, S. 11 bis 16.

TROSPIUMCHLORID

Spasmolytikum, Anticholinergikum

D. **Oral:** 2–3 × tgl. 5–15 mg, max. 3 × tgl. 45 mg
Rektal: bis 5 × tgl. 1 mg

H. Bei Einnahme höherer Dosen Beeinflussung
von Seh- und Reaktionsvermögen mgl.

KI. Engwinkelglaukom, Blasenentleerungsstör. mit
Restharnbildung, mech. Stenosen im M/D-Be-
reich, Tachyarrhythmie, Myasthenia gravis

NW. Mundtrockenheit, Akkommodationsstör., Blasenentleerungsstör., Tachykardie, Abnahme d.
Schweißdrüsensekretion

WW. Antihistaminika (anticholinerge W.↑), Neuro-
leptika (T.↑), tri- u. tetracycl. Antidepressiva
(T.↑), β-Sympathomimetika (tachykarde W.↑),
Metoclopramid↓ (T.↓)

TROXERUTIN

Antihämorrhagikum

D. 1–2 × tgl. 300 mg bis 3 × tgl. 600 mg

H. **AT:** während der Anwendung keine weichen Kontaktlinsen tragen

NW. M/D-Beschw. (s)

Diese Angaben sind nicht vollständig – beachten Sie bitte die Erläuterungen und Hinweise in Kapitel 2, S. 11 bis 16.

URAPIDIL

Antihypertonikum, peripherer α_1-Rezeptorenblocker

A. Regelmäßige Einnahme, morgens u. abends

D. **Initial:** 2 × tgl. 60 mg, schrittweise Dosisanpassung auf 30–180 mg/d in 2 ED

H. Nicht ohne ärztlichen Rat absetzen; Blutdruckmessung im Stehen u. Sitzen

NW. Kopfschmerzen (g), Übelkeit (g), Schwindel (g), orthostatische Dysregulation durch Blutdrucksenkung (s)

WW. Weitere Blutdruck senkende AM (verstärkter Blutdruckabfall mgl.), Cimetidin (U.↑)

Diese Angaben sind nicht vollständig – beachten Sie bitte die Erläuterungen und Hinweise in Kapitel 2, S. 11 bis 16.

VALPROINSÄURE

Antiepileptikum

A. Regelmäßige Einnahme

D. **Erw.:** 900–2000 (–2500) mg/d in 2–4 ED
Kdr. u. Kkdr.: 20–30 mg/kgKG/d in 2–4 ED
Ein- u. ausschleichend dosieren
Berechnet als Valproat-Na

H. Nicht ohne ärztlichen Rat absetzen
Flüssige Darreichungsform: nicht gleichzeitig
saure Getränke (z. B. Mineralwasser) o. eisge-
kühlte Speisen zu sich nehmen

KI. Leberfunktionsstör.

NW. In der Einstellungsphase: Gewichtszunahme,
Tremor, vorrübergehender Haarausfall
Anzeichen einer gefährlichen Leberschädigung
können sein: Abnahme der antiepileptischen W.,
Teilnahmslosigkeit, Erbrechen u. unklare Ober-
bauchbeschw.

WW. Alkohol (Lebertox.↑); enzyminduzierende Antiepileptika z. B. Phenobarbital↑ u. Phenytoin↑ u.
Carbamazepin (V.-Plasmaspiegel↓); Antidepressiva u. Barbiturate u. Neuroleptika (Verstärkung
der zentraldämpfenden W. mgl.); Lamotrigin↑,
orale Antikoagulanzien u. ASS (erhöhte Blutungsneigung, bes. bei Kindern), Erythromycin (V.↑),
hepatotox. AM (Lebertox.↑)

Diese Angaben sind nicht vollständig – beachten Sie bitte die
Erläuterungen und Hinweise in Kapitel 2, S. 11 bis 16.

VALSARTAN

Antihypertonikum, Angiotensin-Antagonist

D. 1 × tgl. 80–160 mg

H. Blutdrucksenkung wird im Wesentlichen nach
4 Wo. erreicht
Wird während der Therapie eine Schwangerschaft festgestellt, ist V. abzusetzen

KI. Schwere L/N-Funktionsstör.

NW. M/D-Beschw.(s), Benommenheit (s), Kopfschmerzen (s)

WW. Kalium-Präparate u. kaliumsparende Diuretika
(Hyperkaliämie); Antihypertonika, z. B. β-Blocker u. Calciumantagonisten u. Diuretika (verstärkter Blutdruckabfall)

Diese Angaben sind nicht vollständig – beachten Sie bitte die
Erläuterungen und Hinweise in Kapitel 2, S. 11 bis 16.

VERAPAMIL

Calciumantagonist

A. Regelmäßige Einnahme

D. 3 × tgl. 40 mg bis 2 × tgl. 240 mg (Retard) Verapamil-HCl

H. Nicht ohne ärztlichen Rat absetzen; die durch Verapamil bedingte Obstipation kann mit Lactulose behandelt werden

KI. Akuter Herzinfarkt, Herzinsuffizienz (NYHA III u. IV)
Vorsicht bei Bradykardie (< 50/min) und bei Hypotonie (syst. < 90 mm Hg)

NW. Obstipation, Schwindel, Beinödem, Flush

WW. Herzglykoside↑, Cimetidin (V.↑); Antihypertonika – z. B. Diuretika u. β-Blocker u. Nitro-Präp. u. Molsidomin (verstärkte Blutdrucksenkung mgl.); Antiarrhythmika – z. B. β-Blocker u. Amiodaron (AV-Block, Cardiodepression); Ciclosporin (Nephrotox.↑)

Diese Angaben sind nicht vollständig – beachten Sie bitte die Erläuterungen und Hinweise in Kapitel 2, S. 11 bis 16.

XYLOMETAZOLIN

Vasokonstriktor, α-Sympathomimetikum

D. **Rhinolog.:**
Erw. (0,1 %): 1–4 × tgl. 1 Sprühstoß/1–2 Tr./ etwas Gel
Kkdr. (0,05 %): 1–3 × tgl. 1 Sprühstoß/1–2 Tr./ etwas Gel
Sgl. (0,025 %): 1–3 × tgl. 1–2 Tr.
Berechnet als Xylometazolin-HCl

H. Nur kurzfristig anwenden (max. 5–7 d)

KI. Kdr. < 2 J. (Selbstmedikation); Rhinitis sicca, Engwinkelglaukom
Vorsicht bei schweren Herzerkr.

NW. **Rhinologika:** Niesen (g), reaktive Hyperämie, Schleimhauttrockenheit
Bei Langzeit-A.: chron. Nasenverstopfung, Schädigung d. Nasenschleimhautepithels (evtl. irreversibel)
Bei topischer A.: systemische W. mgl. mit Hypertonie, Tachykardie u. pektanginösen Beschw.

WW. Tricyclische Antidepressiva (Blutdruck↑)

Diese Angaben sind nicht vollständig – beachten Sie bitte die Erläuterungen und Hinweise in Kapitel 2, S. 11 bis 16.

ZOLMITRIPTAN

Migränetherapeutikum, Serotonin-Rezeptoragonist,
5HT$_{1D}$-Agonist

A. So früh wie mgl. nach Beginn des Migräne-Kopfschmerzes, Z. ist aber auch zu einem späteren Zeitpunkt, dann aber weniger, wirksam

D. 2,5(–5) mg; falls innerhalb von 24 h nach erstem Ansprechen auf Z. wieder Migräne-Symptome auftreten, kann 2. Dosis eingenommen werden (mind. 2 h Abstand zur 1. Dosis); max. 10 mg/24 h; nicht mehr als 2 ED/24 h

H. Bei Nichtansprechen auf Z. kann mit ASS, Paracetamol o. Metoclopramid weiterbehandelt werden; Z. ist nicht zur Migräneprophylaxe geeignet. 24 h nach Einnahme von Z. nicht stillen

KI. Herzinfarkt, KHK, Koronarspasmen, arterielle Verschlusskrankheit, nach transistorischer ischämischer Attacke o. Schlaganfall, unkontrollierte Hypertonie; Komb. mit Ergotamin, Ergotamin-Derivaten (einschließlich Methysergid), Sumatriptan, Naratriptan oder anderen 5HT$_{1D}$-Agonisten; **Cave:** Kdr. u. Jgl., Patienten > 65 J.

NW. Enge- und Hitzegefühl im Brust- und Halsbereich (g), Übelkeit (g), leichter Blutdruckanstieg (s); bei heftigen Schmerzen im Brustkorb, Engegefühl mit Ausstrahlung in den Halsbereich sofort Arzt informieren

WW. Ergotamin (Gefahr von Koronarspasmen↑) – Z. frühestens 24 h nach ergotaminhaltigen AM bzw. ergotaminhaltige AM frühestens 6 h nach Z. anwenden; Moclobemid u. Cimetidin u. Fluvoxamin u. Chinolone, z.B. Ciprofloxacin (Z.↑ – max. 5 mg Z./24 h), Sumatriptan (s. KI.)

Diese Angaben sind nicht vollständig – beachten Sie bitte die Erläuterungen und Hinweise in Kapitel 2, S. 11 bis 16.

ZOLPIDEM

Hypnotikum, Sedativum

A. Als Hypnotikum erst unmittelbar vor dem Schlafengehen einnehmen

D. **Pat. < 65 J.:** max. 20 mg/d
Pat. > 65 J.: max. 10 mg/d
Berechnet als Zolpidemtartrat

H. Überhangeffekte mgl., Sturzgefahr bei älteren Patienten, Cave: Abhängigkeit mgl.

KI. Kdr. < 15 J.; Myasthenia gravis, respirator. Insuffizienz, schwere Leberfunktionsstör., Intoxikation mit Neuroleptika u. Antidepressiva

NW. Kopfschmerzen, Schwindel, Schwäche, M/D-Beschw.

WW. Alkohol (Z.↑), Analgetika (Z.↑), zentraldämpfende AM↑ (Z.↑)

Diese Angaben sind nicht vollständig – beachten Sie bitte die Erläuterungen und Hinweise in Kapitel 2, S. 11 bis 16.

ZOPICLON

Hypnotikum, Sedativum

A. Als Hypnotikum erst unmittelbar vor dem Schlafengehen einnehmen

D. 1 × tgl. 3,75 bis 7,5 mg bis max. 15 mg/d

H. Überhangeffekte u. Toleranzentwicklung mgl.

KI. Kdr.; Myasthenia gravis, schwere respirator. Insuffizienz, schwere Leberfunktionsstör.

NW. Bitterer bis metallischer Geschmack (g), Benommenheit (g), Mundtrockenheit (g), Schwindel (g), Kopfschmerzen (g), M/D-Beschw. (g)

WW. Alkohol↑ (Z.↑), zentraldämpfende AM↑ (Z.↑), Metoclopramid (Z.-Resorption beschleunigt), Atropin (Z.-Resorption verlangsamt)

Diese Angaben sind nicht vollständig – beachten Sie bitte die Erläuterungen und Hinweise in Kapitel 2, S. 11 bis 16.

5 Literatur

Ammon, H. P. T. (Hrsg.) (1991): Arzneimittelneben- u. -wechselwirkungen. 3. Auflage. Wiss. Verlagsgesellschaft mbH, Stuttgart

Ammon, H. P. T., Mutschler, E. u. Scholz, H. (1994): Arzneimittelinformation u. -beratung in der Apotheke. Deutscher Apotheker Verlag, Stuttgart

Arzneimittelkursbuch 99/2000 (1999). A.V.I. Arzneimittelverlagsges. mbH, Berlin

Braun, R. u. Schulz, M. (1999): Selbstbehandlung. Beratung in der Apotheke. Herausgeg. von der Bundesapothekerkammer-Arzneimittelinformationsstelle der ABDA. Grundwerk einschließl. 4. Ergänzungs-Lieferung. Govi-Verlag, Eschborn

Fabel, G. (1993): Medikation in der Schwangerschaft und Stillzeit. Urban u. Schwarzenberg, München, Wien, Baltimore

Feldmeier, H., Haupt, E. u. Bock, S. (1979): Die Piktogrammkarte, ein Bild-Wort-Kurzmanuskript für das Patientengespräch. Pharm. Praxis 34, 69

Füllgraff, G. u. Palm, D. (1995): Pharmakotherapie. Klinische Pharmakologie. Gustav Fischer Verlag Stuttgart, Jena, New York

Framm, J., Koch, D., Mehrwald, A., Peters, E., Schoof, K. u. Siegert, M. (1984): Über Auswahl und Differenzierung von Informationen für die Arzneimittelabgabe und Nutzung der Rostocker Piktogrammkarten. Pharm. Praxis 39, 187

Hardman, J. G., Gilman, A. G. u. Limbird, L. E. (1996): Goodman & Gilman's The Pharmacological Basis of Therapeutics. 9. Auflage. The McGraw-Hill Companies Inc.

Hamacher, H. (1999): Selbstmedikation. Arzneimittel-information und Beratung in der Apotheke. Grundwerk einschließl. 7. Ergänzungs-Lieferung. Deutscher Apotheker Verlag, Stuttgart

Heydel, E., Reinecke, C., Richter, H. u. Richter, J. (1983): Taschenbuch Arzneimittelsicherheit. Verlag Volk und Gesundheit Berlin

Mutschler, E. (1996): Arzneimittelwirkungen. Lehrbuch der Pharmakologie und Toxikologie. Wissenschaftliche Verlagsgesellschaft mbH, Stuttgart

Scholz, H. u. Schwabe, U. (1997): Taschenbuch der Arzneibehandlung. 11. Auflage. Thieme-Verlag, Stuttgart

Smečka, V., Neuwirth, O. u. Baumann, D. (1979): Das Piktogramm in der Arzneimittelinformation zur Erhöhung der Arzneimittelsicherheit. Pharm. Praxis 34, 33

Rote Liste. Hrsg. Bundesverband der Pharmazeutischen Industrie. Editio Cantor Aulendorf

Fachinformationen und Packungsbeilagen der Pharmazeutischen Industrie